Dans l'obscurité paisible du ventre maternel, la vie intra-utérine est un voyage silencieux et mystérieux. En cet espace protecteur, chaque battement du cœur résonne comme une mélodie rassurante, chaque mouvement est une danse timide, prémices des premières explorations du monde extérieur. L'utérus, comme un cocon sacré, entoure le fœtus de chaleur et de douceur, lui offrant un refuge et une promesse.

Le père, bien que distant de ce monde secret, partage cette attente pleine d'espoir. Il participe à ce voyage par ses rêves et ses préparations, imaginant déjà le futur qu'il souhaite offrir à son enfant. Sa présence, bien que silencieuse, est une promesse d'amour et de protection.

C'est un lieu où le temps semble suspendu, où chaque instant est une préparation discrète mais déterminante pour la vie à venir.

Avec une tendresse infinie, la mère, le père et l'enfant partagent un lien primordial, une connexion émouvante et silencieuse qui les unit avant même la rencontre.

Texte librement inspiré de *La vie secrète de l'enfant avant sa naissance*[1], Thomas Verny.

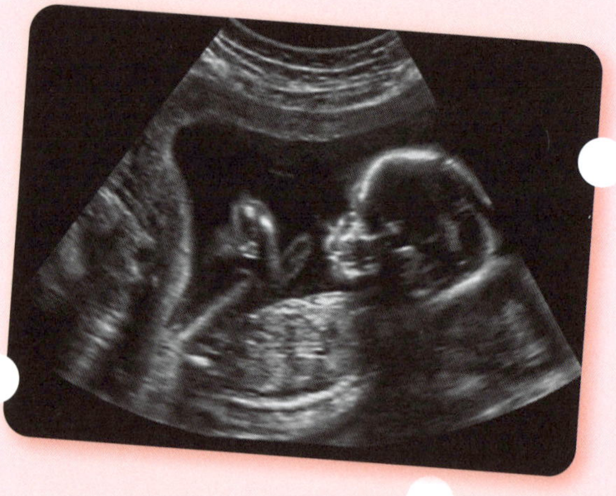

1 Grasset, 1982.

Introduction

Je me souviens de la dédicace que je m'étais faite à moi-même sur mon tout premier livre, *J'accueille mon bébé* : « J'aurais aimé te lire pour mon premier bébé. » Ensuite, quelques années plus tard, alors que j'écrivais la suite, *J'accueille mon post-partum*, cette phrase a continué de résonner en moi. Et il m'a paru évident que je devais boucler ce cycle en revenant en quelque sorte aux sources avec ce *J'accueille ma grossesse... autrement*. « Autrement » parce qu'il ne s'agit pas ici de vous proposer de vous « enfermer » dans un parcours de préparation classique à la grossesse, où seule la médecine prime, mais bien de vous aider à choisir l'accompagnement qui vous convient le mieux parmi la multitude d'approches et de méthodes existantes. Et comme vous le verrez dans ce livre, elles sont nombreuses mais, pour la plupart, malheureusement très souvent méconnues.

Ce livre aussi, j'aurais tellement aimé le lire lorsque j'attendais mon premier bébé. J'ai accouché quatre fois : en 1982, en 1985, en 1988 et en 1995. À l'époque, les futures mères n'avaient pas la chance d'avoir facilement à leur disposition autant d'approches holistiques qu'aujourd'hui pour accompagner leur grossesse « autrement », et certainement plus sereinement. Toutes les femmes, ou presque, bénéficiaient du même accompagnement, très classique. Avec le recul, j'aurais tant aimé pouvoir expérimenter d'autres approches, et choisir celle qui m'aurait convenu le mieux.

La grossesse n'est pas un simple événement médical, c'est une fabuleuse aventure humaine qui bouleverse à plus d'un titre, et pas seulement celle qui porte la vie. Si vous me connaissez déjà un peu via les réseaux sociaux ou via mes précédents livres, vous savez que j'accorde une place toute particulière au coparent ! Aujourd'hui, nous sommes à la pointe dans le domaine médical, mais nous avons un peu trop tendance à oublier que l'accompagnement médical de la grossesse ne suffit pas, loin de là. Les femmes ont envie et, surtout, besoin d'autre chose, et les coparents aussi d'ailleurs.

C'est un fait, vous êtes de plus en plus nombreux·ses à chercher un accompagnement bien plus humain, bien plus personnalisé, bien plus à l'écoute de vos besoins.

En réalité, c'est la notion même de « prendre soin » qui doit être revue. Car « prendre soin » va bien au-delà des échographies, des prises de sang, des divers examens... C'est aussi s'assurer que les futurs parents vont bien tous les deux, qu'ils se sentent en confiance, prêts à accueillir cette nouvelle vie, en pleine possession de leurs moyens. Et il y a urgence ! Les chiffres sur la santé mentale des futurs et jeunes parents sont en effet véritablement alarmants. La dépression anténatale concernerait ainsi 10 à 20 % des grossesses[1]. Quant à la dépression post-partum (à ne pas confondre avec le baby-blues), 15 à 16 % des mères y seraient sujettes, et environ 5 % des pères, selon les résultats d'une étude française récente[2]. Or, je suis persuadée que tout ce monde irait tellement mieux si on les accompagnait vraiment dans cette phase de leur vie, dans leurs premiers pas de parents, et cela dès le début de la grossesse.

Dans ce livre, je voudrais vous faire comprendre que c'est possible, qu'il existe des espaces où chacune et chacun peut être écouté·e, chouchouté·e, épaulé·e, accompagné·e avec justesse et bienveillance, et que ces espaces se multiplient à travers la France. J'espère que, dans les prochaines années, ces approches seront plus largement remboursées afin qu'elles soient véritablement accessibles à toutes et à tous.

Je me suis réellement intéressée à tous ces sujets après la naissance de mon dernier enfant, en 1995. C'est à ce moment-là, au contact du docteur Albert Goldberg, obstétricien, que j'ai découvert l'haptonomie. C'est aussi à cette époque que j'ai rencontré un groupe de sages-femmes accompagnant

1 Jacques Dayan, *Les Baby Blues*, coll. Que Sais-je, PUF, 2016.
2 Barry KM., Gomajee R., Benarous X., Dufourg MN., Courtin E., Melchior M., « Paternity leave uptake and parental post-partum depression: findings from the ELFE cohort study », *Lancet Public Health*, janvier 2023 ; 8(1):e15-e27. doi: 10.1016/S2468-2667(22)00288-2. Erratum in *Lancet Public Health*, **mars** 2023 ; 8(3):e173. doi: 10.1016/S2468-2667(23)00032-4. PMID: 36603906.

des couples pour une naissance la plus physiologique possible. Je me suis ensuite formée au massage du bébé, à la réflexologie plantaire pédiatrique ou encore au portage physiologique. Ma machine intérieure s'est alors mise en marche. J'ai eu l'impression que le « vrai Moi » sortait de l'ombre. Cette voie, je l'ai empruntée sans calcul. Je me suis laissé guider. J'ai laissé ma transformation s'opérer. J'aimais ce qui était en train de se passer. J'aimais mon nouveau regard sur les nouveau-nés. J'aimais tendre l'oreille, ne plus les « entendre » mais les « écouter ». Aujourd'hui encore, mes lectures de Frédérick Leboyer et de Michel Odent continuent de résonner en moi, comme une évidence. Pourquoi tant de médicalisation autour de la grossesse et de l'accouchement ? Bien évidemment, cette médicalisation est parfois nécessaire. Mais il est important de ne pas en abuser, de ne pas tout précipiter ou bousculer juste parce qu'on manque de temps.
Sommes-nous entrés dans un cercle vicieux duquel il sera difficile de sortir ? Comment revenir à plus de naturel ? de physiologie ? d'holistique ? de SACRÉ ?
Comment connaître tout ce qui est possible ?
Par qui se faire accompagner lorsque l'on s'apprête à donner la vie ?
Prendre soin de soi en tant que maman en devenir, c'est aussi déjà prendre soin du bébé en devenir, c'est faire en sorte que cette grossesse soit la plus harmonieuse possible.

Trouver l'accompagnement qui vous convient

Cet ouvrage n'est pas un livre classique sur la grossesse. Je ne suis ni sage-femme, ni obstétricienne, en revanche, je suis spécialiste des bébés, et de leurs parents, et aussi du lien d'attachement qui se noue entre eux dès les tout premiers instants de la gestation. Je ne prétends pas aborder la grossesse sous toutes les coutures, mais plutôt vous proposer des pistes pour vous accompagner au mieux dans cette magnifique aventure.

Pour cela, je me suis entourée – comme dans mon précédent ouvrage – d'un petit village de professionnel·le·s émérites, avec qui j'ai longuement échangé. J'en connaissais déjà certain·e·s, j'en ai découvert d'autres avec tellement de joie. Chacun·e pratique depuis plusieurs années déjà, et accompagne de très nombreux couples vers la maternité et la parentalité. Ce sont nos regards croisés sur leurs approches et leurs pratiques que je vous propose dans cet ouvrage. J'ai choisi de mettre en lumière des accompagnements très variés, parmi ceux qui me paraissent les plus utilisés, les plus plébiscités, mais aussi les plus accessibles, et pour lesquels vous n'aurez certainement pas de difficulté à trouver un·e praticien·ne. Je ne prétends pas être exhaustive, et il y a certainement des approches que je n'aborde pas, pas parce que je les trouve « moins bonnes » mais parce qu'elles sont plus rares. Pour tout vous dire, ces discussions avec ces différent·e·s professionnel·le·s m'ont à chaque fois passionnée, parfois même bouleversée. Je ne pourrais jamais remercier suffisamment chacun·e des intervenant·e·s qui a accepté de participer à ce projet. Toutes ces informations, je les partage aujourd'hui avec vous dans ce livre, et je suis sûre qu'après cette lecture vous aborderez votre grossesse de manière beaucoup plus sereine, et que vous aurez réellement compris le sens de cette formule : « Être actrice de sa grossesse. »

Dans ce livre, je tiens aussi à vous accompagner quel que soit le stade de votre grossesse, que vous en soyez au projet d'avoir un bébé, ou que votre grossesse soit déjà plus avancée. On peut en effet se préparer à accueillir sa grossesse avant même d'être enceinte. J'ai aussi demandé aux différent·e·s professionnel·le·s qui ont participé à ce projet de vous proposer des petits exercices ou pratiques qui pourront vous aider au fil de ces mois, je vous invite à les expérimenter si vous le souhaitez. Certains vous parleront probablement plus que d'autres, et vous aurez envie de poursuivre l'une ou l'autre expérimentation en vous faisant accompagner par un·e professionnel·le.

Dans tous les cas, faites attention aux personnes que vous choisissez pour être à vos côtés. Aujourd'hui, des coachs en tout genre fleurissent dans presque tous les domaines. Or, lorsqu'on accompagne la grossesse, nous ne prenons pas soin d'une personne, mais de deux, voire de trois personnes. Je pense, et j'en suis même convaincue, que ce petit fœtus logé dans le ventre de sa maman mérite la plus grande expertise, mais aussi la plus grande écoute.

« Que tu aimes ou pas être enceinte, sois fière. Tu accomplis l'acte le plus incroyable au monde : tu portes et tu donnes la vie. Deux cœurs battent en toi. Réalise la merveille qui se déroule en toi. Connecte-toi à ton toi intérieur. »
Sonia Krief

Neuf mois pour créer du lien

Accompagner la grossesse, ce n'est pas seulement prendre soin de la maman, c'est aussi lui permettre de concevoir ce lien d'attachement si précieux avec son enfant. Ce lien qui se crée *in utero* est aussi important que celui qui se crée dès que le bébé apparaît.

Le fœtus a besoin qu'on lui parle, qu'on le touche ; il a besoin d'être dans l'esprit et les pensées de ses parents. Ses besoins existent et les satisfaire est crucial pour qu'il sente qu'il compte pour sa maman, ses parents. Le fœtus est doté de tellement de compétences : il goûte, il entend, il ressent l'humeur de sa maman, et il est capable de sentiments. Pouvons-nous dire qu'un attachement amoureux et sécure de la femme enceinte se répercute directement sur le fœtus ? Pouvons-nous dire aussi que les émotions et les sentiments, tout comme la nourriture, passent à travers le placenta ? Sans doute. Ce qui est sûr, c'est que la communication entre la maman, le fœtus et le coparent existe, d'où l'importance d'avoir des échanges fréquents, riches et satisfaisants.

Le fœtus est nourri par le cordon ombilical, mais il est aussi nourri par les battements de votre cœur et par vos émotions. Dans le livre *What's Going On In There ? - How the Brain and Mind Develop in the First Five Years of Life*[3], Lise Eliot rappelle que le liquide amniotique peut changer de composition, y compris de goût, selon l'état physiologique de la mère, ce qui inclut potentiellement les fluctuations hormonales liées aux émotions. Cette « chambre » dans laquelle évolue le fœtus est également rythmée par de nombreux sons : les gargouillis de votre estomac, votre voix, celle de votre partenaire, tous les autres bruits extérieurs. Mais le son que le fœtus préfère, celui qui le rassure, ce sont vos battements cardiaques. La preuve : lorsque votre bébé naîtra, là où il se sentira le mieux et le plus en sécurité, c'est sur votre buste, avec l'oreille plaquée sur votre cœur.

Dans les années 1940 et 1950, de nombreux chercheurs tels que Donald Winnicott avaient acquis la certitude que les émotions ressenties par la mère se répercutent sur l'enfant qu'elle porte. Il fallut attendre plus de dix ans pour que la technologie vienne confirmer ces intuitions. Des neuroscientifiques tels que Dominick Purpura, et des spécialistes de l'audition tels que Erik Wedenberg ont apporté la preuve que le fœtus est capable de réaction auditive, sensorielle et affective. Sur ce sujet, il faut aussi citer l'ouvrage *La vie secrète de l'enfant avant sa naissance*[4], écrit par Thomas Verny. L'auteur y partage ses observations et études sur l'attachement *in utero* et parle notamment de recherches menées par le docteur Bick, hypnothérapeute, le neurochirurgien canadien Wilder Penfield et d'autres spécialistes : elles mettent en évidence que dans les mois qui précèdent la naissance, le comportement du futur enfant devient de plus en plus élaboré et orienté, et sa personnalité se structure.

---

3 Bantam, 2000.
4 Grasset, 1982.

On découvre que la formation et la qualité de l'attachement dépendent de trois modes de communication :

- la communication physiologique : le fœtus reçoit des signaux chimiques et hormonaux via le placenta, ce qui influence son développement en fonction des états émotionnels et physiques de la mère ;
- la communication comportementale : les gestes de la mère (caresses sur le ventre, paroles...) stimulent le fœtus et influencent son lien avec elle ;
- la communication par « sympathie » : les émotions et l'état mental de la mère se transmettent au fœtus via des signaux physiologiques, comme les hormones du bien-être ou du stress.

Le fœtus serait ainsi doté d'un « radar affectif » capable de détecter la moindre émotion maternelle. Bien évidemment, n'allez pas croire que vos émotions difficiles perturberont votre bébé. Chère maman, accueillez toutes vos émotions, qu'elles soient agréables ou désagréables. Ce n'est pas parce que l'on sait désormais que le fœtus ressent les émotions de la maman, que son cerveau, comme celui de sa mère, peut être inondé de cortisol (l'hormone du stress), qu'il faut se couper de ses émotions difficiles. Vous n'allez pas empoisonner le cerveau de votre bébé ! Soyez vous-même, vivez ce que vous avez à vivre. La seule chose que demande votre petit fœtus dans votre ventre, c'est d'être aimé.

Cette lecture a conforté mes impressions sur le nouveau-né. Même si l'on sait qu'il y a une vie avant notre vie terrestre, s'intéresser à ce point aux émotions du fœtus, mettre encore plus en lumière ses incroyables compétences me remplit de bonheur. Je ressens à la lecture de l'ouvrage de Thomas Verny encore plus de respect pour ce petit fœtus et encore plus d'empathie pour ses parents avec lesquels commence à se créer ce lien d'attachement. J'ai ressenti la même émotion lorsque j'ai découvert le magnifique livre du docteur Frédérick Leboyer : *Pour une naissance sans violence*[5]. Ce sont mes deux livres de chevet et de référence.

5 Seuil, 2008.

La sage-femme : l'accompagnante « classique », mais si indispensable

Avec Marine Yver, sage-femme

Commencer ce livre consacré aux « autres » accompagnements de la grossesse en donnant la parole à une sage-femme, l'accompagnante de la grossesse la plus « classique » qui soit, était pour moi... une évidence. C'est un métier indispensable, incontournable, et cher à mon cœur. Il est certain que si j'avais aimé l'école et que j'avais eu envie de poursuivre mes études, j'aurais été sage-femme. On entend souvent dire que c'est le plus beau métier du monde, et je suis vraiment d'accord avec cette phrase. Aider les femmes à accueillir la vie : plus qu'un métier de passion, c'est un vrai engagement.

Mon métier d'auxiliaire de puériculture en salle de naissance et en suites de couches m'a beaucoup éclairée sur les responsabilités souvent méconnues et insuffisamment reconnues de la sage-femme. Je connaissais moins bien son rôle dans l'accompagnement de la grossesse. C'est la raison pour laquelle j'ai laissé la parole à Marine, qui, après avoir travaillé en tant que sage-femme à l'hôpital, a décidé d'ouvrir son cabinet en libéral dans un secteur rural près de Rouen. Elle y exerce depuis maintenant dix ans. Elle nous explique son rôle dans le suivi de grossesse, la préparation à la naissance et à l'accouchement, et le post-partum.

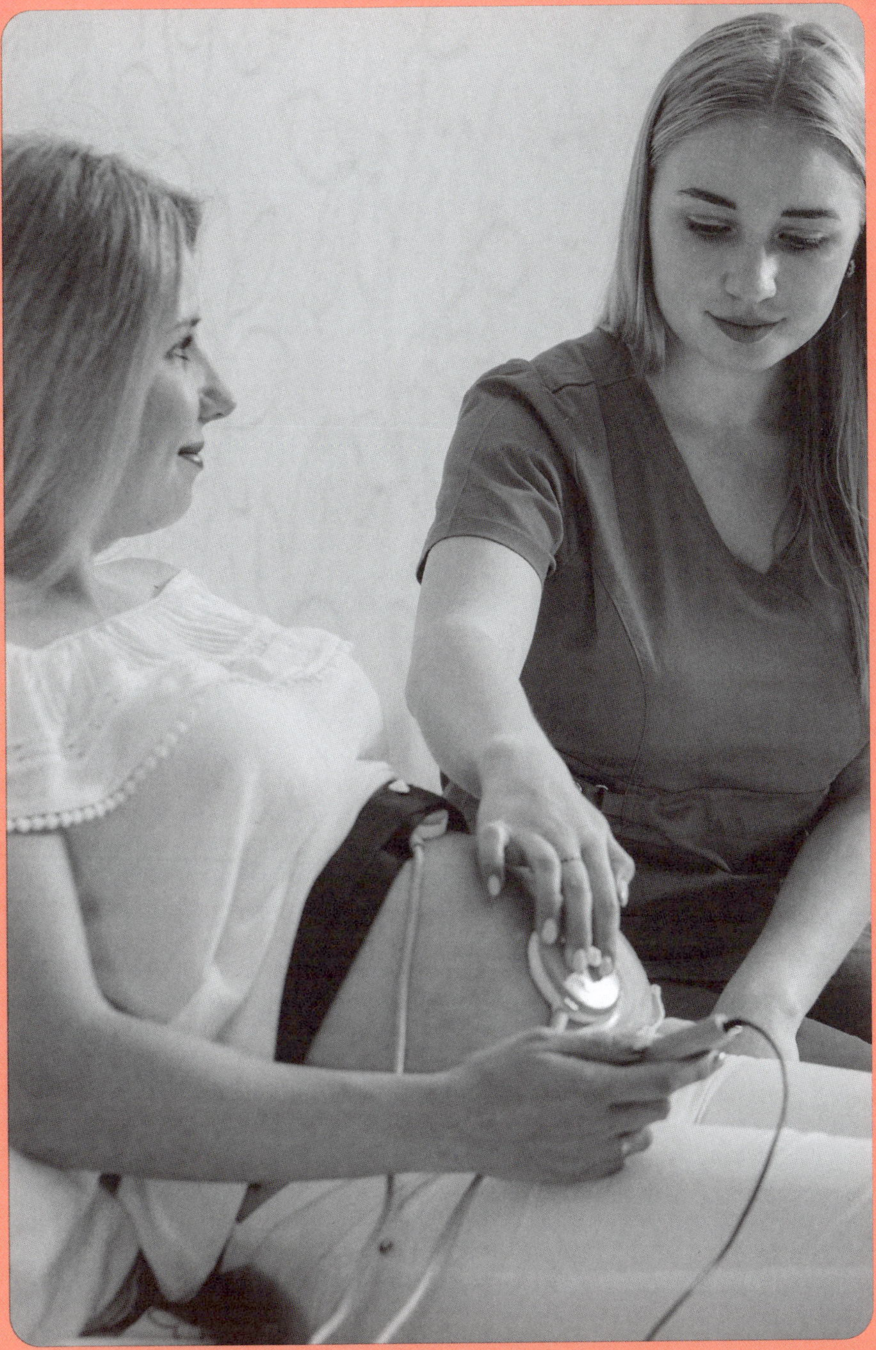

Aujourd'hui en France, le parcours de suivi de grossesse est balisé. Dès que la femme découvre qu'elle est enceinte, elle prend rapidement contact avec un·e professionnel·le de santé. Ce premier rendez-vous, qui peut être assuré par une sage-femme (mais aussi par le·la médecin traitant·e ou un·e gynécologue), a lieu idéalement dans les trois premiers mois de la grossesse. Il permet de planifier et d'organiser le suivi médical. Mais en réalité, pas besoin d'attendre d'être enceinte pour voir une sage-femme. En effet, nous jouons aussi un rôle central en amont de la grossesse, lors de la consultation préconceptionnelle. Les femmes connaissent généralement peu l'existence de cette consultation et pourtant, elle est essentielle. Elle se programme dès le projet de grossesse, et permet de faire le point sur les facteurs de vulnérabilité qui peuvent avoir un impact sur la fertilité et la grossesse : votre alimentation est-elle équilibrée et diversifiée ? Pratiquez-vous une activité physique adaptée ? Y a-t-il des problèmes de santé dans votre famille ? Faut-il mettre en place des supplémentations pour prévenir d'éventuelles carences ? Y a-t-il une exposition aux produits toxiques : tabac, alcool… ? Est-ce que le frottis est à jour ? Que faire lorsque vous apprendrez votre grossesse ? Le but de cette consultation est d'accueillir la future mère, mais aussi le futur père ou coparent qui peut, lui aussi, avoir des problèmes de santé ou des fragilités à dépister. L'idée est donc d'identifier tous ces facteurs, afin de pouvoir déjà définir des pistes d'accompagnement.

La sage-femme, au cœur du suivi médical classique de la grossesse

Le suivi classique de grossesse se compose de sept consultations prénatales obligatoires. Chaque maternité a son propre protocole, mais en général, elle reçoit les futurs parents au quatrième mois. Ensuite, le suivi se fait en ville avec la sage-femme, le·la médecin traitant·e ou le·la gynécologue, et les parents ne reviennent à la maternité qu'au huitième et/ou au neuvième mois. Ces rendez-vous prénataux permettent le suivi médical de la grossesse. Quand les parents arrivent, on prend toujours un temps d'accueil, et d'échanges : qu'est-ce qui s'est passé pour vous durant ces dernières semaines ? On évalue aussi votre bien-être au quotidien, ainsi que dans votre travail. Quand j'ai la chance de recevoir les coparents, je leur demande également comment ils vont. Mais en général, ils sont un peu plus effacés. Ils sont là pour leur compagne et ils s'autorisent beaucoup moins à penser à eux. Ils imaginent souvent qu'ils n'ont pas leur place, mais c'est une erreur : ils sont plus que les bienvenus. Il est important en effet qu'ils sachent ce qu'il se passe pour leur femme, pour leur bébé. Et ils sont aussi de précieux alliés.

L'entretien prénatal précoce, un rendez-vous incontournable

En plus des consultations prénatales et des échographies, il y a un rendez-vous, essentiel et pourtant encore assez mal connu : l'entretien prénatal. C'est vraiment une pierre angulaire dans l'accompagnement global et individualisé de la grossesse. On le recommande idéalement au quatrième mois, mais il peut être réalisé n'importe quand. Mieux vaut tard que jamais ! Rappelons qu'il est « obligatoire » depuis mai 2020, et pris en charge à 100 % par la Sécurité sociale. Le mot « obligatoire » est malheureux (car vous n'aurez pas de sanction si vous ne le réalisez pas), l'idée est simplement de le rendre accessible à toutes les femmes. Ce qui n'est malheureusement pas le cas : en 2023, seules un peu plus de six femmes enceintes sur dix (64 %) l'ont réalisé.

Cet entretien peut être fait chez une sage-femme libérale, une sage-femme de PMI ou encore à la maternité. C'est un temps sans examen médical, destiné à prendre soin de vous et de votre partenaire, ainsi qu'à instaurer un lien de confiance avec votre professionnel·le. On y aborde différentes questions autour du vécu de chacun, de ses attentes, de ses ressentis, de ses besoins... On fait aussi le point sur votre vécu gynéco-obstétrical : y a-t-il eu un parcours d'aide médicale à la procréation, des fausses couches, des interruptions volontaires de grossesse, quel vécu gardez-vous de vos précédents accouchements si vous êtes déjà maman.

On explore également l'environnement socio-économique : comment êtes-vous installé·e dans votre logement, quelle est votre situation professionnelle… On aborde aussi l'enfance de chacun, car le fait d'attendre un enfant peut faire ressurgir des souvenirs d'enfance qui auront un impact sur le parent qu'on va devenir. On peut aussi, pendant cet entretien, détecter les signes d'éventuelles violences conjugales, ou bien repérer des facteurs de fragilité qui peuvent constituer un risque de dépression du post-partum : antécédent de troubles psychologiques, isolement… Le but n'est pas de mettre une étiquette, mais d'identifier un éventuel risque pour le bon déroulement de la grossesse et de la naissance.

L'entretien est tout à fait confidentiel. Ce qui est dit reste entre vous et la personne qui a mené l'entretien. Il y a une transmission des données à l'équipe médicale, au·à la médecin traitant·e, à la maternité, mais c'est une transmission éthique : on ne transmet que ce qui est nécessaire pour une prise en soin optimale, et uniquement avec votre accord.

En entretien prénatal, on commence aussi à parler du projet de naissance. Je parle de « projet de naissance » plutôt que de « projet d'accouchement », car on y aborde bien sûr l'accouchement mais aussi, plus généralement, la parentalité. On y anticipe l'arrivée de l'enfant, avec des thématiques autour de l'allaitement, des pleurs, du sommeil, du portage…

En pratique, le projet de naissance peut prendre de multiples formes. Ce n'est pas forcément une simple check-list de « ce que je veux » / « ce que je ne veux pas ». Il faut le voir comme un outil de communication avec l'équipe médicale. En effet, le jour de l'accouchement, ce n'est pas votre sage-femme qui sera présente (sauf si elle travaille en plateau technique ou en maison de naissance) : l'objectif du projet de naissance, c'est donc de passer le relais à l'équipe de salle de naissance, afin qu'elle ait toutes les informations, comme si elle avait passé les neuf mois de grossesse à vos côtés. Ce projet de naissance peut prendre la forme d'une lettre, d'un dessin, d'une vidéo… Tout est possible.

Zoom sur les trois échographies de grossesse

• **La première échographie,** qui est réalisée entre la 11e et la 13e semaine d'aménorrhée, sert à dater précisément la grossesse et à la déclarer auprès de la Sécurité sociale. On compte également le nombre de bébés. En effet, on ne proposera pas le même suivi médical si vous attendez un seul bébé ou bien des jumeaux. C'est aussi lors de cette échographie que le dépistage de la trisomie 21 vous est proposé. C'est quelque chose que vous n'aurez pas forcément en tête à ce moment-là. Peut-être même n'en avez-vous jamais entendu parler. Mais il est important d'avoir conscience que cette première échographie sert à poser des bases médicales et administratives importantes.

• **La deuxième échographie** se fait vers 22-24 semaines d'aménorrhée. Elle permet d'observer tout le corps du bébé : est-ce que les structures cérébrales sont bien formées ? Est-ce que toutes les structures osseuses sont présentes ? Est-ce que le cœur fonctionne bien ? Est-ce que tous les gros vaisseaux sont présents et au bon endroit ? Est-ce que le système urinaire fonctionne ? Est-ce que les reins sont à la bonne place et à la bonne taille ? On va aussi s'assurer que la quantité de liquide est suffisante, et vérifier la position du placenta. Elle peut aussi permettre de connaître le sexe de l'enfant, si les parents le souhaitent. Vous pourrez peut-être constater que l'échographiste n'est pas très bavard durant l'échographie. Mais il faut savoir que pendant cet examen, il ou elle a besoin d'être ultra concentré·e. Il ou elle a une responsabilité énorme : c'est lui ou elle qui doit repérer la moindre anomalie qui pourrait être présente. C'est une échographie importante sur le plan émotionnel, mais aussi et surtout sur le plan médical.

• **La troisième échographie** se déroule à 31-33 semaines d'aménorrhée. Elle permet de surveiller la croissance de bébé, de vérifier à nouveau la quantité de liquide, la position du placenta, le bon développement de certains organes comme le cerveau, le cœur, les reins... On pourra aussi savoir si votre bébé se présente par la tête ou par le siège. C'est une échographie un peu plus abstraite pour les parents, parce qu'on ne voit plus le bébé dans son entier. Elle est pourtant tout aussi importante.

L'entretien prénatal est aussi l'occasion de proposer le recours à d'autres professionnel·le·s si nécessaire. En effet, notre rôle de sage-femme est aussi d'orienter chaque femme en fonction de ses besoins. On peut ainsi faire appel à un·e accompagnant·e périnatal·e, un·e hypnothérapeute, un·e sophrologue, un·e praticien·ne en EMDR, un·e psychothérapeute, un·e psychologue, un·e acupuncteur... L'idée est vraiment de cerner les besoins de la future maman, et de trouver ce qui lui fera du bien. C'est pour cela, entre autres, que l'on a créé le dispositif de « sage-femme référente ». La sage-femme référente a pour mission d'assurer la communication médicale avec le·la médecin traitant·e et la maternité, ainsi qu'avec tous les autres professionnel·le·s qui peuvent accompagner la femme. Pour les parents, cette sage-femme devient la professionnelle de confiance : c'est à elle que l'on peut s'adresser pour toutes les questions, qu'elles soient d'ordre médical ou non.

Le bilan prénatal, un autre rendez-vous méconnu

Outre l'entretien prénatal précoce, il existe aussi ce que l'on appelle le bilan prénatal de prévention. Il sera réalisé par votre sage-femme référente, ou en PMI. Il doit idéalement être fait entre la déclaration de grossesse et la 24e semaine d'aménorrhée. C'est un temps d'informations : vaccinations, alimentation, activité physique, addictions ou encore santé buccodentaire... Cet entretien est là pour vous aider à prendre soin de vous et de votre santé. C'est aussi lors de ce bilan que l'on organisera votre retour à la maison et votre accompagnement postnatal. En effet, il est possible de mettre en place, après l'accouchement, des visites à domicile réalisées par votre sage-femme. Il est donc vivement recommandé d'avoir déjà eu au moins un premier contact pendant la grossesse, si vous souhaitez en bénéficier.

Zoom sur le dispositif « Sage-femme référente »

Afin de renforcer la coordination des soins pendant et après la grossesse en lien avec le·la médecin traitant·e, la loi du 26 avril 2021 a créé la possibilité pour les femmes enceintes de déclarer à l'Assurance maladie un·e sage-femme référent·e. Celui-ci·Celle-ci dispose des missions suivantes[1] :

INFORMER

- Rappeler les différentes étapes du parcours de grossesse et du suivi postnatal.
- Informer sur les rendez-vous prévus pour le suivi médical du nourrisson.

ACCOMPAGNER

- Effectuer la majorité des rendez-vous de grossesse et postnatal et veiller à ce que les autres soient tenus.

PRÉVENIR

- Avoir un rôle de prévention auprès des patientes et sensibiliser aux facteurs de risques.
- Détecter les éventuelles fragilités psychiques.

COORDONNER

- Transmettre les informations nécessaires au·à la médecin traitant·e de la patiente.
- Organiser les visites de suivi postnatal à domicile.

En pratique, la déclaration d'un·e sage-femme référent·e peut être faite dès la déclaration de grossesse et avant la fin du cinquième mois de grossesse. La patiente et le·la sage-femme remplissent et signent le formulaire Cerfa spécifique en deux exemplaires : la patiente envoie le sien à sa caisse d'Assurance maladie ; et le·la sage-femme conserve le sien. Le dispositif est pris en charge à 100 % au titre de l'Assurance maternité avec dispense d'avance de frais.

Lien vers le formulaire Cerfa :
www.ameli.fr/sites/default/files/formulaires/S3745-formulaire-declaration-sage-femme-referente.pdf

1 Source : Ameli.fr

La préparation à la naissance par la sage-femme

Hormis le suivi médical de la grossesse, sept séances de préparation à la naissance sont prises en charge par la Sécurité sociale. Précisons d'emblée qu'il s'agit là d'un acte clinique médical, qui figure dans la Nomenclature Générale des Actes Professionnels. La préparation à la naissance, au sens propre du terme, ne peut donc être effectuée que par une sage-femme. Elle doit être distinguée de l'accompagnement périnatal, réalisé par un·e accompagnant·e périnatal·e ou une doula. Ces séances peuvent être effectuées dès que vous le souhaitez, à partir du quatrième mois. Les coparents sont bien évidemment toujours les bienvenus. Personnellement, j'ai fait le choix de fractionner les séances autour de quatre thématiques : l'accouchement, la parentalité, les pratiques corporelles et la préparation aquatique à la naissance. De cette manière, les futurs parents choisissent les séances qui répondent le mieux à leurs besoins. Ils peuvent ainsi mettre en place une préparation sur mesure, personnalisée. J'insiste sur un point : il ne faut pas faire de préparation à la naissance parce que les professionnel·le·s ou l'entourage vous le recommandent, mais parce que cela répond à un besoin pour vous.

En préparation à la naissance, il ne s'agit pas de donner un « cours d'accouchement », comme je l'entends trop souvent, mais plutôt d'apporter des points de repère, des pistes, des clés pour vous accompagner durant l'enfantement, mais aussi après l'arrivée de votre bébé. Vous trouverez dans ces séances des connaissances théoriques, faites pour vous aider, mais également des temps de pratique très variés : exercices corporels (à faire seule ou en couple), travail de respiration, relaxation, manipulation sur poupons… Ces séances sont faites d'échanges, de découvertes, mais aussi de bienveillance et de bonne humeur. Ainsi, on vient en préparation à la naissance, certes pour se « préparer », mais aussi pour passer un bon moment et prendre soin de soi.

Les séances peuvent se dérouler en individuel ou en groupe. Les femmes sont parfois très isolées pendant la grossesse et le fait d'échanger avec d'autres futures mamans les aide et les rassure. C'est pour cela que je privilégie la préparation en groupe (trois à quatre couples). Je réunis toujours les mêmes couples ensemble, de manière à créer un climat cocooning, presque familial. Mon but est que tout le monde se sente en confiance, ait plaisir à venir et à se retrouver à chaque séance. Certains couples gardent même contact après la naissance. En revanche, si je sens qu'une maman est en difficulté, quelle qu'en soit la raison, je lui propose de l'accompagner plutôt en séances individuelles.

Après la naissance : les visites à domicile et l'entretien postnatal

Le rôle de la sage-femme se poursuit après la naissance. Si les mamans sortent de manière précoce, 48 heures après leur accouchement, elles bénéficient d'une visite à domicile de la sage-femme dans les 24 heures qui suivent leur retour à la maison. Une sortie « classique », se fera au troisième jour après l'accouchement si on a accouché par les voies naturelles, et au cinquième jour si une césarienne a dû être réalisée. La sage-femme passera alors dans les 24 à 48 heures qui suivront la sortie de maternité.

Lorsque j'arrive au domicile, il est important pour moi de commencer par entendre le récit de naissance de la maman. C'est ce qui conditionnera toute la suite de mon accompagnement. Ensuite, je prends le temps de répondre à toutes les questions qui arrivent immanquablement après le retour à la maison. C'est aussi le moment pour observer calmement une tétée, et guider la jeune mère et son enfant. On réalisera aussi un examen clinique complet pour maman et bébé, qui sera également pesé. C'est comme un prolongement des suites de couches, mais à la maison.

Vous retrouverez ensuite votre sage-femme lors de l'entretien postnatal. Il est dit « obligatoire » pour les parents dont c'est le premier enfant, et sera « proposé » aux parents ayant déjà un ou plusieurs enfants.

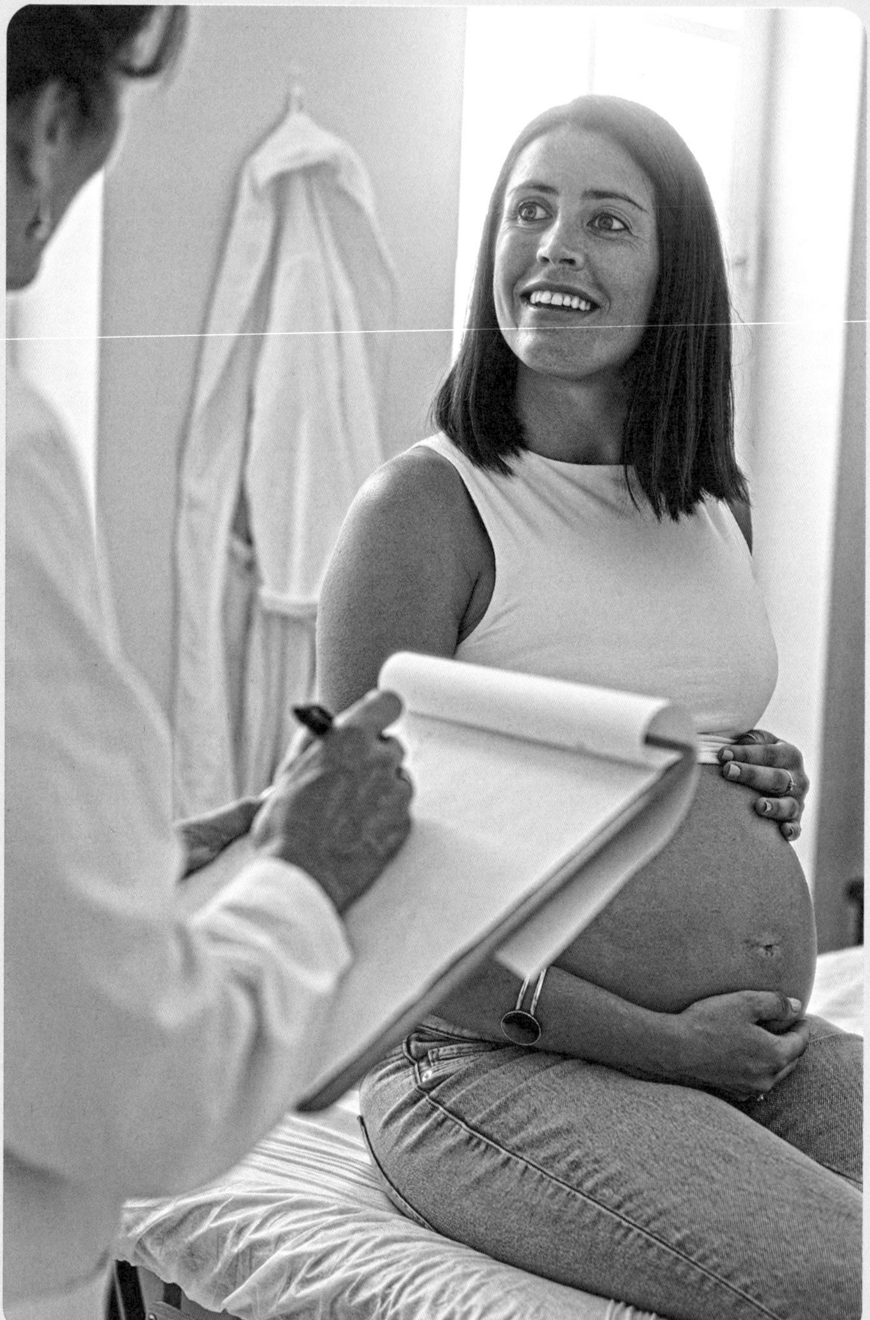

Il est recommandé entre la quatrième et la huitième semaine de vie du bébé. Dans la pratique, il est encore très peu réalisé car les parents n'en voient pas forcément l'utilité, ou bien même parce qu'il ne leur est pas proposé. De plus, il n'est pas pris en charge au titre de l'Assurance Maternité, contrairement à tous les autres rendez-vous pré- et postnataux.

Comme l'entretien prénatal, c'est un temps sans examens médicaux. L'idée est de faire le point avec vous : comment avez-vous vécu votre accouchement ? Comment se passe le quotidien avec bébé ? Comment dort-il ? Comment vous sentez-vous lorsqu'il pleure ? On va aussi explorer l'environnement de soutien : sur qui pouvez-vous compter pour vous aider ? Comment va votre couple depuis la naissance ? Bien souvent, le coparent vient à ce moment-là de reprendre le travail, ce qui peut occasionner certaines dissensions. Cet entretien sert donc aussi, bien souvent, à recréer du dialogue au sein du couple. Et c'est aussi, bien sûr, un moment privilégié pour dépister la dépression postnatale, qu'elle soit maternelle ou paternelle. Là encore, il ne s'agit donc pas de vous soigner mais de prendre soin de vous, et de vous offrir un espace et un temps d'expression.

Le spécialiste de votre bébé, c'est vous !

Aujourd'hui, les futurs parents sont noyés sous la multitude d'informations venant des nombreux·ses professionnel·le·s qui les accompagnent, des réseaux sociaux, des livres… et ils doivent aussi faire face au culte du parent parfait. Il faut allaiter au moins six mois, il faut que le bébé fasse ses nuits, qu'il dorme dans la chambre des parents, mais pas dans le lit, il faut retourner au travail deux mois après l'accouchement, tout en restant pleinement disponible et attentif à son enfant… Les parents ont une pression monstrueuse. Ils n'en savent pas moins qu'avant, mais ils ont vraiment besoin d'être rassurés dans leurs compétences, replacés au centre comme étant les spécialistes de leur bébé. La maternité est devenue quelque chose de très infantilisant pour les couples : le·la professionnel·le de santé est le·la

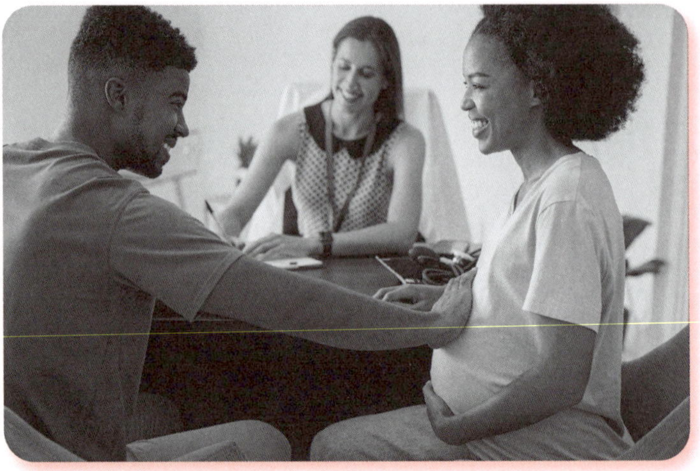

sachant·e, et les jeunes parents sont parfois presque considérés comme des enfants. Lors des séances de préparation à la naissance, je passe mon temps à le répéter : le spécialiste de votre bébé, c'est vous. Parce que c'est vous qui vivez 24 heures sur 24 avec lui.

Aujourd'hui, les parents sont de plus en plus demandeurs d'un accompagnement, mais pas exclusivement médical parce que dans ce domaine, le parcours est clairement établi et balisé. On est même parfois en passe d'aller vers le trop. Ce qu'il faut, c'est donner confiance, accompagner, conforter les parents dans leurs compétences, faire redescendre le niveau de pression mais aussi les exigences technologiques. Quand les jeunes parents entrent dans un magasin de puériculture, ils sont noyés par l'offre proposée. Si vous me demandez mon avis sur la question, je répondrai simplement ceci : un bébé n'a pas besoin de high-tech, il a besoin de « high-touch » !

Vous l'aurez compris, il est essentiel d'avoir un joli lien de confiance avec sa sage-femme pour se sentir très à l'aise de parler de tout. La grossesse est une période animée de nombreuses questions, et de beaucoup de doutes, c'est très souvent l'inconnu, comme pour les premiers jours avec bébé.

Comme avec beaucoup professionnel·le·s de santé, si vous ne sentez pas de feeling avec votre sage-femme, je vous conseille de trouver celle qui vous correspondra le plus.

Je voudrais ici avoir une belle pensée pour Djo, mon coup de cœur professionnel. Elle est de la génération des « anciennes sages-femmes », je dis souvent d'elle qu'elle est une vraie « mama » pour toutes les mamans qu'elle accompagne.

Pour contacter Marine
Site web : www.sagefemme-yverleroy.com
Instagram et TikTok : @marine_la_sage_femme

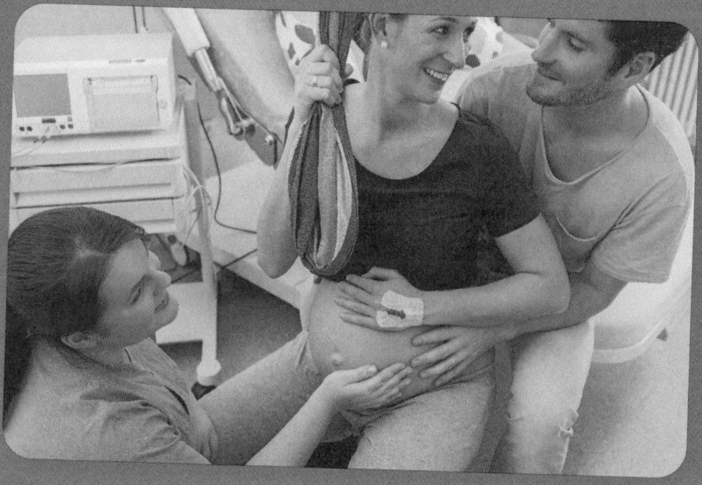

L'accompagnement périnatal : répondre vraiment aux besoins des femmes

Avec Sophie Rigot, sage-femme et accompagnante périnatale

Si le suivi « classique » de la grossesse par une sage-femme est indispensable, il n'est pas toujours suffisant pour répondre à tous les besoins des femmes enceintes. C'est la raison pour laquelle l'accompagnement périnatal se présente comme une solution de choix. Pour vous en parler, j'ai choisi de laisser la parole à Sophie, qui connait bien ces deux métiers. Même si, aujourd'hui, elle n'a plus officiellement la casquette de sage-femme, comme elle le dit, cela reste sa formation de base et son identité. Elle a étudié en Belgique et au Québec, ce qui lui a donné une approche assez différente de ce métier.

Après avoir exercé en tant que sage-femme pendant plusieurs années, puis s'être spécialisée dans la santé sexuelle auprès des publics migrants, elle est devenue maman. Pour elle, ce fut un déclic : elle a pris conscience des besoins essentiels des femmes enceintes et des nouvelles mamans pour une approche holistique de la santé maternelle. C'est alors qu'elle a décidé de devenir accompagnante périnatale. Elle exerce aujourd'hui dans une maison périnatale à Bordeaux. Son regard sur la grossesse et le post-partum et la façon dont on l'accompagne aujourd'hui en France est à tous ces titres passionnant.

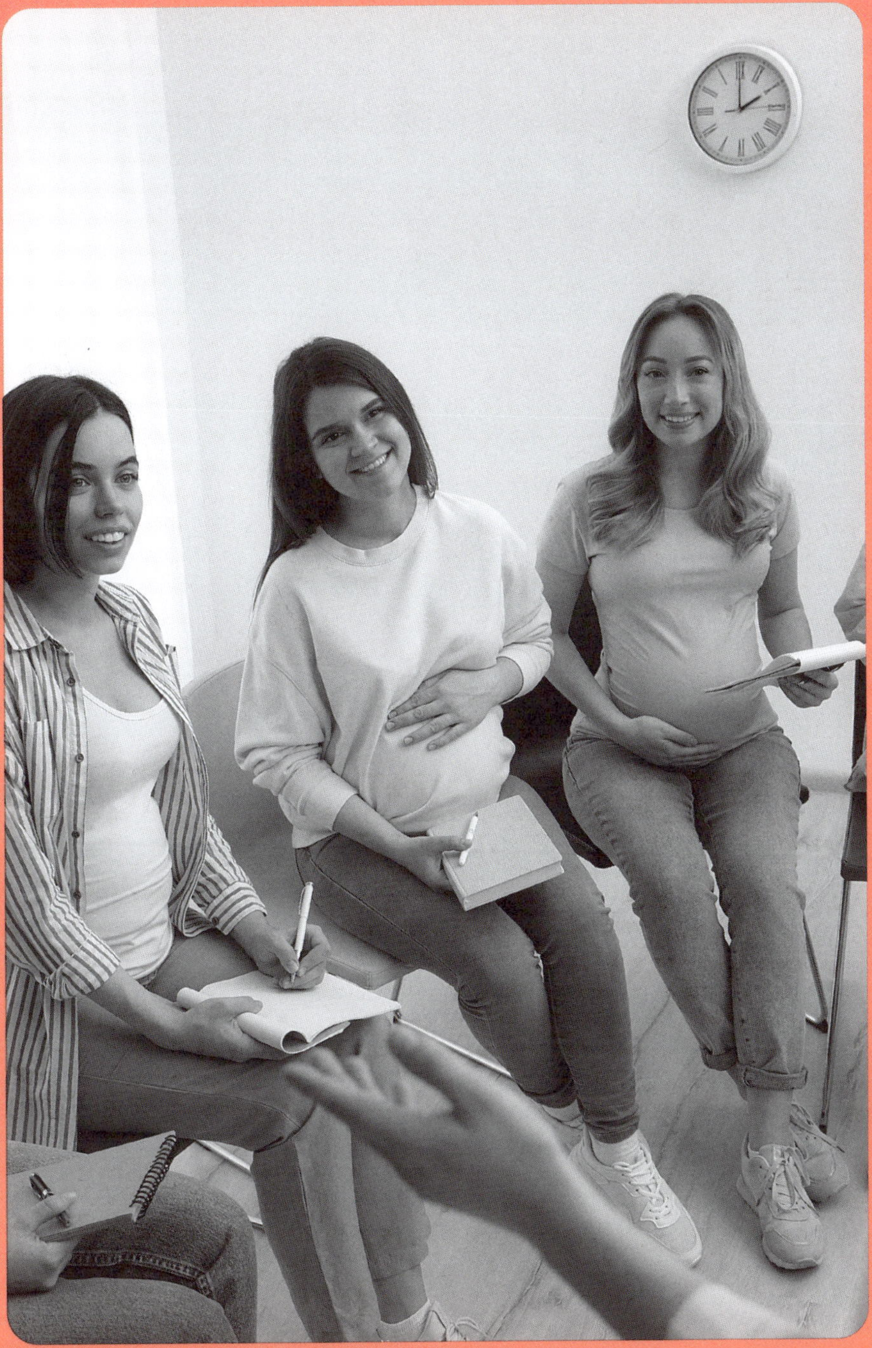

Aujourd'hui, plus que jamais, il est essentiel d'offrir aux femmes un accompagnement éclairé, global et bienveillant tout au long de la grossesse. Cette approche va bien au-delà des aspects médicaux : il s'agit d'offrir une écoute active, une information claire et adaptée, un accompagnement global de la santé et un soutien qualitatif. En effet, la grossesse reste une période de transformation profonde, où se mêlent les sphères physique, émotionnelle, sexuelle, psychique, identitaire et sociale.

Pour aborder cette complexité, il est nécessaire de prendre le temps et d'orienter au mieux les femmes vers un village bienveillant, composé de différent·e·s professionnel·le·s. Cependant, aujourd'hui, dans notre réalité en France, malgré certaines initiatives allant dans le bon sens (le dispositif « Sage-femme référente », l'entretien prénatal et postnatal précoce, les 1000 premiers jours...), il se peut que la prise en charge des femmes ne permette pas toujours d'approfondir une approche holistique de la santé. Or, le besoin est urgent et l'évidence certaine...

Afin d'œuvrer pour une santé humaine et globale, nous avons la chance d'avoir à nos côtés, les sages-femmes, mes consœurs, qui font un travail extraordinaire au quotidien. Premières actrices de la santé des femmes en France, elles soignent, écoutent et soutiennent les femmes à chaque étape de leur vie. Nous pouvons observer ces dernières années que les sages-femmes tendent continuellement la main aux accompagnantes périnatales et aux doulas. Ces dernières accompagnent les femmes tout au long de la grossesse, de l'accouchement, et même après la naissance. Elles ont chacune leurs propres singularités et leurs missions se concentrent principalement sur le soutien émotionnel, corporel et informatif, en complément du suivi médical assuré par les sages-femmes et les médecins. Elles ont un impact positif sur le bien-être global de la femme et de sa famille, en s'assurant que la future maman se sente accompagnée, respectée, et informée à chaque étape de sa maternité.

Cette synergie de travail entre les professionnel·le·s permet de créer un cadre sécurisant et bienveillant, où la femme enceinte se sent écoutée, comprise, et pleinement impliquée dans son parcours de maternité : elle est actrice de sa santé. J'espère sincèrement qu'un jour, le soutien et les services des accompagnantes périnatales et des doulas pourront être remboursés, ouvrant ainsi l'accès aux soins et à une santé holistique pour toutes les femmes.

Pour ma part, mon histoire fera peut-être écho dans le cœur de certaines soignantes. Après avoir exercé en tant que sage-femme, j'ai ressenti l'envie d'élargir mon approche en devenant accompagnante périnatale. Cette nouvelle orientation me permet d'intégrer des pratiques non médicales, essentielles à mes yeux pour un accompagnement doux et serein de la maternité. Voici un exemple de prestation que je peux proposer en cabinet ou à domicile : le « massage femme enceinte », le « Thérapeutique Bain Bébé », le « soin rebozo », ou encore « la réflexologie bébé émotionnelle ». J'ai décidé d'inscrire cette évolution professionnelle dans un lieu qui incarne ma vision de l'avenir : la maison périnatale. Un espace où divers thérapeutes, soignant·e·s, spécialistes, se réunissent pour offrir une prise en charge holistique, coordonnée, et centrée sur la communication. Un tel environnement favorise non seulement le bien-être des femmes, des coparents et des bébés, mais aussi celui des professionnel·le·s qui les accompagnent.

Redonner aux femmes le pouvoir et la confiance

Rendre le pouvoir aux femmes tout au long de leur parcours périnatal est essentiel. Il est important qu'elles puissent se sentir entendues, déculpabilisées, actrices de leur santé mais aussi puissantes ! Car elles le sont, véritablement.

Pour illustrer ces propos, j'aime prendre l'image des cercles de paroles entre futures mères, des espaces où les femmes partagent leur savoir et leurs expériences sans hiérarchie, dans une véritable démarche d'échange horizontal.

Ici, dans ce cocon, chaque ressenti, chaque savoir est exploité, chaque voix est valorisée, chaque expérience est précieuse, et les femmes deviennent actrices de leur propre cheminement. Notre rôle en tant qu'accompagnantes périnatales et doulas à ce moment-là est de les guider, de leur fournir des informations claires, tout en respectant et en nourrissant cette dynamique d'égal à égal. Cet accompagnement permet de renforcer la confiance en soi des futures mères et de leur offrir un espace où elles peuvent véritablement se préparer à la naissance, non seulement sur le plan physique, mais aussi sur les plans émotionnel et spirituel.

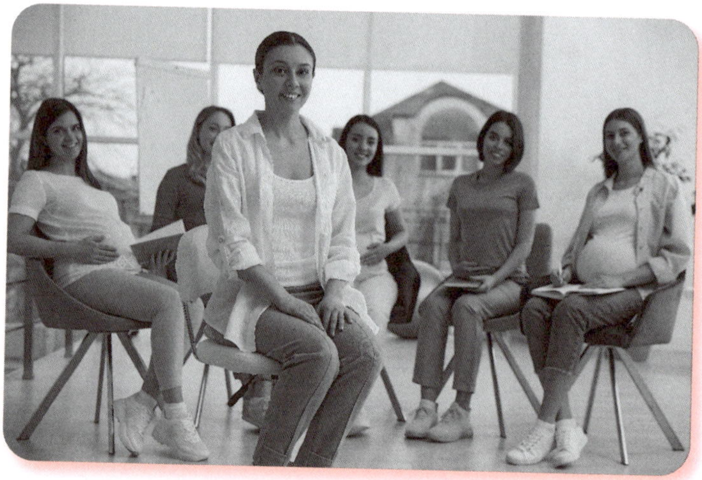

Les mots de Sophie me bouleversent car ils racontent si bien la situation et les attentes des futurs parents d'aujourd'hui, mais aussi de tou·te·s ces professionnel·le·s de santé qui ne trouvent plus leur place dans un monde où le « prendre soin » est de moins en moins en lien avec celui d'humanité. Pour accompagner les femmes, Sophie a décidé de se reconvertir, de prendre une autre voie où cette notion d'humain a toute sa place. À l'École du Bien Naître, l'école de formation que j'ai créée avec Charlotte Guedj et Clara Sebag, nous formons chaque année plus de 5 000 professionnel·le·s de santé qui, comme elles, viennent retrouver le vrai sens de leur métier.

Où trouver un·e accompagnant·e périnatal·e ?

La plateforme agirpourtoutes recense les professionnel·le·s de la périnatalité formé·e·s par l'École du Bien Naître. Naturopathie, yoga, massage femme enceinte, sophrologie prénatale, réflexologie… vous y trouverez des professionnel·le·s formé·e·s dans ces différentes techniques, et pourrez faire appel à leurs services que ce soit pendant la grossesse ou après. Il y a forcément un·e accompagnant·e qui vous correspond ! Notez que toutes ces personnes sont au départ des professionnel·le·s de santé (sage-femme, infirmier·ère, auxiliaire de puériculture…).

Pour contacter Sophie

Instagram : @sophie_perinatalite

Site web : https://sophie-perinatalite.fr

L'attachement : créer du lien dès le début de la grossesse

Avec Sylvie Cacciatore[1], infirmière puéricultrice, consultante en lactation, DU attachement, cadre formatrice à l'École du Bien Naître

L'attachement, celui qui nourrit, fait grandir, sécurise et autonomise est un sujet qui m'a toujours passionnée. J'en ai d'ailleurs parlé dans tous mes livres. Au début, je pensais surtout que l'attachement naissait une fois que le bébé arrivait au monde, avec ce premier soin essentiel qu'est le peau à peau. Puis je me suis intéressée à l'attachement *in utero*, et j'ai découvert que ce lien commence à se créer très tôt pendant la grossesse.

Alors pourquoi parler de l'attachement dans un livre sur l'accompagnement à la grossesse ? Tout simplement parce que c'est une thématique sur laquelle tous les futurs parents devraient être informés, et parce que, comme nous l'explique Sylvie, tous les accompagnements que l'on puisse mettre en place pendant la grossesse ont un but commun : poser les bases de cet attachement.

---

1 Sylvie Cacciatore, « Enfant allaité et allergie aux protéines de lait de vache », *Cahiers de la puéricultrice*, n° 315, mars 2018 ; « Soutenir la parentalité des mères atteintes du VIH », *Cahiers de la puéricultrice*, n° 304, février 2017 ; « La préparation prénatale à l'allaitement maternel », *Soins pédiatrie/puériculture*, vol. 29 - n° 241, p. 16-19, avril 2008 ; « Le bain enveloppé : entre sensibilité néonatale et complicité parentale », *Cahiers de la puéricultrice*, juin 2024.

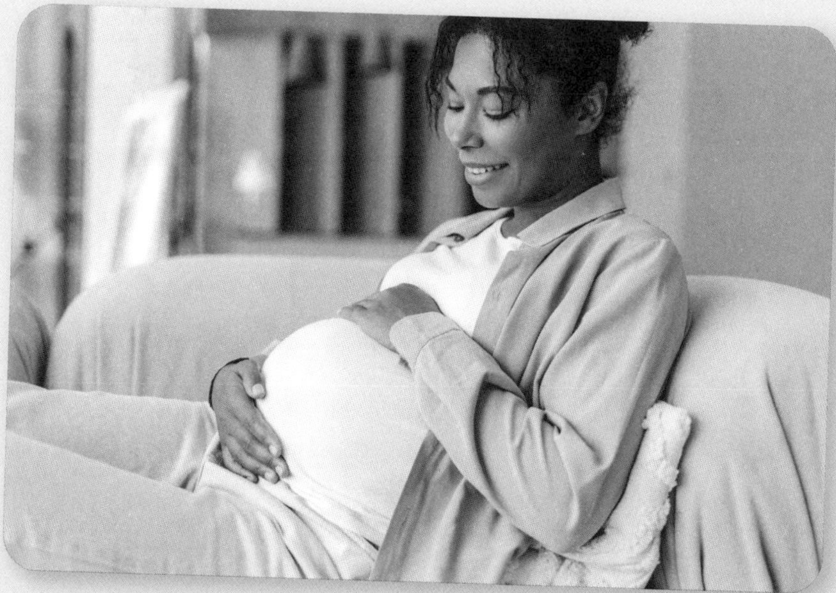

L'attachement maternel est universel. Il repose toujours sur les besoins humains fondamentaux de sécurité et d'autonomisation. Et l'attachement au coparent dans tout ça ? On s'y intéresse depuis peu, il est pourtant essentiel, même s'il se crée de façon un peu différente, parce que ce futur bébé est bien plus abstrait pour le coparent. D'où l'importance de s'impliquer pleinement dans cette phase de préparation.

L'attachement est un sujet passionnant, et je laisse Sylvie en parler avec toute l'humanité, la bienveillance mais aussi la précision qui la caractérisent. Je la connais depuis plusieurs années maintenant, et c'est toujours pour moi un plaisir de l'entendre parler de son métier au service des femmes.

La théorie de l'attachement est née au cours du siècle précédent, élaborée par John Bowlby (1907-1990), un psychanalyste britannique. Au sortir de la Seconde Guerre mondiale, Bowlby a beaucoup observé les comportements des nouveau-nés et des nourrissons qui n'avaient plus de parents ou qui avaient été placés en pouponnière, et donc qui n'avaient pas cet adulte censé les protéger, répondre à leur besoin de proximité et de sécurité.

L'attachement est un besoin inné et essentiel de créer du lien avec un adulte. Ce terme de « besoin inné » est très fort : on n'a pas besoin d'apprendre à ce bébé qu'il est vital de s'attacher à un adulte pour s'autonomiser en toute quiétude. L'être humain, quand il naît, est le mammifère le plus immature : cette immaturité fait qu'il mettra plus de temps à devenir autonome. Bowlby a ainsi démontré que sans affect, sans proximité, sans sécurité, alors même que tous leurs besoins primaires essentiels étaient satisfaits (la faim, le sommeil, l'hygiène…), ces enfants orphelins finissaient par ne plus pleurer parce qu'ils savaient qu'ils n'auraient pas de réponse à ce besoin primordial de sécurité. Puis leur état déclinait : ils perdaient tout contact avec leur environnement, pouvant aller jusqu'au décès. Bowlby a aussi montré que cette attraction « naturelle » du bébé pour un adulte, et essentiellement pour sa mère dans un premier temps, n'est pas uniquement liée à une réponse à des pulsions ou à une nécessité de se nourrir.

Quand il naît, le bébé déploie toutes ses compétences – et il en a de nombreuses (je reviendrai sur cette notion de compétences un peu plus loin) – afin de créer du lien. En d'autres termes, il fait tout « pour se faire remarquer ». Cela ne veut pas dire qu'il fait son intéressant mais qu'il est doté de capacités pour entrer en interaction avec un adulte censé le protéger, et en premier lieu avec sa mère. Entre zéro et trois mois, il s'agit, comme le dit Bowlby, d'un attachement indifférencié, c'est-à-dire que ce nouveau-né est capable de s'attacher à n'importe quel adulte qui répond à son besoin de sécurité. Bien sûr, il préfère sa mère car il connaît déjà son odeur, sa voix… Mais c'est tellement vital pour lui d'être attaché à un adulte que, les trois premiers mois, il ne fera pas de différence d'un point de vue « attachementiste » si l'on peut dire, pas d'un point de vue relationnel ou émotionnel. Si l'on revient à la définition de la théorie de l'attachement, c'est le lien qui s'établira entre ce petit être immature et cette personne adulte censée le protéger. Son pendant, c'est-à-dire le lien de l'adulte vis-à-vis de l'enfant, c'est ce qu'on appelle le *caregiving*, le fait d'apporter les soins en réponse aux besoins du bébé.

L'attachement est un processus, donc un phénomène qui se met en place sur une période assez longue. C'est ce lien profond qui permettra au bébé, à l'enfant et donc au futur adulte d'intégrer en lui une sécurité psychoaffective. Au début, il a besoin d'une proximité physique avec sa ou ses figures d'attachement. Puis, petit à petit, il n'aura plus besoin d'elle(s) à côté de lui. Cette présence physique deviendra une présence psychique. On parle d'un attachement sécure lorsque les réponses aux demandes de cet être en devenir seront le plus en lien avec ses demandes. Ce type d'attachement permet à l'enfant de faire confiance à sa figure d'attachement, il saura que ce parent est doté de l'intention de faire au mieux. Cet accordage entre la figure d'attachement et l'enfant prendra du temps. Le parent pourra parfois tâtonner, se tromper, ne pas percevoir le besoin de l'enfant. Petit à petit, il y parviendra et optimisera cet accordage. Bien sûr, c'est le type d'interactions « idéal », celui qui se déroule dans le meilleur des mondes. Car il y a des cas plus compliqués, où se mêlent les absences et les défaillances parentales, voire la maltraitance, l'humiliation... Autant de situations qui créeront un attachement insécure.

Soulignons néanmoins aussi que rien n'est jamais trop tard ! John Bowlby le disait déjà, et Boris Cyrulnik l'a théorisé avec le concept de résilience. Rien n'est gravé dans le marbre. Et cela dans les deux sens. On peut avoir un début de vie extraordinaire avec un attachement sécure, puis perdre ses figures d'attachement pour de multiples raisons. Ou, à l'inverse, être né sous le secret et se trouver, au fil de sa vie, face à une figure de résilience qui jouera le rôle de figure d'attachement. D'ailleurs, la « mère parfaite » n'existe pas. Et c'est justement parce qu'elle n'est pas parfaite, qu'elle ne répond pas à chaque fois de manière optimale à la demande de son bébé que ce dernier va déployer en lui des compétences pour optimiser sa demande afin d'être plus en phase avec sa mère. En réalité, un ajustement se fait des deux côtés.

L'attachement est différent de l'amour à proprement parler, c'est autre chose, c'est la sécurité. Comme le disait Bowlby, on ne peut pas ne pas être attaché. Et même si la double négation est toujours difficile à comprendre, c'est exactement cela. Pour reprendre une expression de Sonia [Krief, l'autrice de ce livre, NDÉ], j'aime bien dire que l'attachement, ce sont des racines et des ailes. C'est bien parce que la figure d'attachement construit les racines que l'enfant peut ensuite voler de ses propres ailes, être beaucoup plus armé émotionnellement pour le reste de son existence, avoir davantage confiance en soi et se sentir digne d'intérêt.

Un lien qui se construit dès la grossesse

Bowlby disait aussi que ce lien d'attachement agit du « berceau jusqu'à la tombe ». On pourrait aussi très bien dire que ce lien existe dès le deuxième trimestre de la grossesse jusqu'à la tombe. Bowlby s'est surtout intéressé à la façon dont se met en place cet attachement à la naissance, et pas avant, car à l'époque, on portait beaucoup moins d'intérêt au fœtus. N'oublions pas que les échographies obstétricales ont gagné en qualité et en clarté seulement à partir des années 1980. Aujourd'hui, on sait que l'attachement se construit aussi tout au long de la grossesse. Voire avant, dès le désir d'enfant. J'aime beaucoup cette phrase du Pr Israël Nisand, gynécologue, qui illustre ces propos : « Il ne suffit pas d'être enceinte pour attendre un enfant »[2].

2 Cité dans : Palaux, O., & Cognet-Kayem, A., « Trouble de la gestation psychique et expérience d'attachement mère-enfant à la suite d'un déni partiel de grossesse », *La psychiatrie de l'enfant*, 66(2), 303-321, 2023, PUF.

L'attachement se construit au fil de la grossesse. Les tout premiers temps impliquent d'abord un remaniement psychique chez la mère parce qu'elle revit aussi son enfance, sa relation avec sa propre mère. Elle passe du statut de femme à celui de future mère. Le psychisme de la mère occupant toute la place, il n'y a donc pas de place pour l'enfant. Mais ensuite, le futur bébé prend petit à petit naissance dans la tête et dans le corps de la future mère. Certaines étapes sont cruciales, notamment celle du ressenti des premiers mouvements, celle de la vision échographique de l'activité cardiaque... Elles participent à la prise de conscience de ce petit être qui grandit au creux du giron maternel, et de la mise en place du lien d'attachement. Le lien émotionnel qui se développe entre la femme enceinte et son enfant à naître a été très bien décrit en 1981 par Cranley, chercheuse en clinique infirmière. Elle définit pour la première fois l'attachement materno-fœtal comme « l'investissement de la femme enceinte pour son enfant à naître. Ses comportements reflètent son sentiment filial et les interactions avec le fœtus »[3].

On peut se poser la question suivante : ce lien est-il unidirectionnel ou bidirectionnel ? En prénatal, c'est bien sûr un peu difficile à explorer comme en postnatal car on ne peut pas observer le bébé et son interaction avec sa figure d'attachement. Cependant, on sait que plus la mère sentira son bébé bouger, plus elle ressentira des émotions pour son bébé. Chez le fœtus, il est plus compliqué de distinguer ce qui, dans sa réponse, est de l'ordre du réactionnel et ce qui est de l'ordre de l'intentionnel. Mais on peut se dire que, quand la mère ou le coparent posent les mains sur le ventre, et que ce petit se love alors à cet endroit, ce n'est peut-être pas « intentionnel », mais plutôt une réaction puissante pour créer ce lien. On sait très bien que pour interagir avec quelqu'un, pour créer et entretenir un lien, il est nécessaire d'être sollicité, mais aussi de recevoir en retour une réaction.

---

3 Jurgens, M. A., Levy-Rueff, M., Goffinet, F., Golse, B., & Beauquier-Macotta, B., « Étude des propriétés psychométriques d'une échelle d'attachement prénatal », version française de la *Prenatal Attachment Inventory* (PAI, Müller, 1993), 2010, *L'Encéphale*, 36(3), 219-225.

Dans l'haptonomie, c'est justement cette « interactivité physique » et les émotions qui en découlent qui offrent aux parents la possibilité de prendre conscience non seulement de l'existence de ce petit être, mais aussi du fait qu'il est prêt pour le contact et intéressé par celui-ci.

Faire du bien à la mère pour qu'elle fasse du bien à son petit

On le sait aujourd'hui : plus une mère est stressée, plus elle sécrète du cortisol qui agira aussi sur le cerveau de son enfant. À l'inverse, plus elle apaise son anxiété, plus elle se fait du bien (via des approches telles que les massages, la danse, le chant...), plus elle sera apte à créer du lien avec son bébé[4]. En prenant soin d'elle, elle crée du lien. Toutes ces pratiques permettent de libérer de l'ocytocine (que l'on surnomme l'hormone de l'attachement et de l'amour). C'est grâce à cette hormone que la mère sera beaucoup plus disponible pour son enfant et cela de façon consciente et inconsciente.

En étant attentive aux mouvements de son bébé, la mère comprendra aussi que le fœtus participe à la mise en place du lien puisqu'il est réactif. D'où l'importance de connaître et reconnaître toutes les compétences de cet être en formation. J'en parlais plus haut, et c'est une notion importante : les compétences du fœtus sont multiples. Ainsi, il est capable de reconnaître la voix de sa mère, certaines intonations, la langue maternelle. Il mémorise aussi l'odeur de sa mère. Grâce à ses acquisitions sensorielles durant la période fœtale, il reconnaîtra sa mère par le biais du toucher, du goût, de l'odorat et de l'audition.

4 Bellieni, Carlo & Ceccarelli, D & Rossi, F & Buonocore, Giuseppe & Maffei, M & Perrone, Serafina & Petraglia, Felice, « Is prenatal bonding enhanced by prenatal education courses? », *Minerva ginecologica*, 2007, 59. 125-9.

Aujourd'hui, on sait qu'il existe une corrélation significative entre la qualité de l'attachement et le degré d'implication de la mère dans les interactions mère-bébé après la naissance. Un questionnaire très intéressant, le *Prenatal Attachment Inventory*[5] (échelle d'attachement prénatal), permet justement de mesurer ce niveau d'attachement fœto-maternel. Il s'agit d'une liste de 21 items pour lesquels la future mère doit donner à chacun un chiffre de 1 (presque jamais) à 4 (presque toujours). Plus le score est élevé, plus le résultat indique que la mère a créé un attachement sécurisé avec son enfant. Quelques exemples d'items : « Je m'imagine appeler le bébé par son prénom », « Je fais attention aux choses qui pourraient avoir une influence sur le bien-être du bébé », « Je pense aux activités que je ferai avec mon bébé », « Je caresse le bébé à travers mon ventre », « Je peux faire bouger mon bébé », etc. Le score obtenu à ce questionnaire est significativement plus élevé chez les mères qui connaissent le sexe du fœtus. Aussi, on a découvert que les femmes qui attendent leur premier enfant ont un attachement prénatal beaucoup plus élevé que celles qui ont déjà un enfant. Finalement, autre point à garder en tête : plus une mère est préoccupée, anxieuse, isolée, plus le score du questionnaire *Prenatal Attachment Inventory* sera faible.

Le coparent, quel qu'il soit, a une place prépondérante dans la triangulation, et la mère a, à ce titre, un rôle important à jouer : en parlant de ce qu'elle ressent, de l'activité fœtale, elle permet au coparent de prendre conscience de l'intérêt naissant de ce fœtus pour les interactions. Le coparent se sentira plus à même de rechercher cette complicité avec le fœtus. On sait aujourd'hui que si le coparent parle régulièrement à son enfant, cette voix sera également reconnue par le bébé dans les heures qui suivent la naissance. Le rôle du coparent est également indirect : en étant présent aux côtés de la mère, en étant prévenant, à son écoute, il réduit l'anxiété de la mère, l'aidant ainsi à être plus disponible pour l'interaction avec le fœtus.

---

5 Müller, M. E., & Ferketich, S., « Factor analysis of the Maternal Fetal Attachment Scale », *Nursing Research*, 1993, 42(3), 144-147.

Comme une prolongation à la naissance

À la naissance, l'attachement se prolonge de manière très concrète : la mère échange des regards avec son bébé, l'embrasse, le touche, le met en peau à peau et répond au mieux à ses besoins. Pour décrire cette phase, on utilise le terme de *bonding*. Il désigne cet élan qui pousse la mère vers son bébé, même si bien sûr, à la naissance, toutes les mères ne tombent pas « en amour » de leur bébé, comme disent les Canadiens. Ce lien s'explique essentiellement par la sécrétion massive d'ocytocine et la qualité de l'instinct maternel. Dès la salle de naissance, ces deux facteurs facilitent la mise en place et la prolongation du lien parental.

À condition de savoir l'observer, on voit que le nouveau-né déploie immédiatement l'ensemble de ses compétences pour capter l'attention de sa future figure d'attachement. C'est compliqué d'arriver dans un monde complètement différent pour lui : il recherche éperdument du connu, et les compétences sensorielles citées précédemment vont l'y aider. Le rôle du parent est alors de le soutenir pour l'aider au mieux à « atterrir ». Il serait pertinent qu'un·e professionnel·le puisse expliquer à chaque nouveau parent toutes ces compétences visibles dès la naissance et la raison pour laquelle un nouveau-né en est doté. Le parent prendrait plus facilement conscience de l'intérêt précoce du bébé de créer du lien et, surtout, il serait impressionné de voir à quel point sa présence et le *caregiving* ont une importance essentielle pour son enfant. C'est d'ailleurs ce que proposait le pédiatre américain Thomas Brazelton dans son examen clinique, une méthode d'observation du nouveau-né destinée à mieux écouter ses besoins et permettre aux parents de prendre conscience de ses compétences relationnelles[6].

6 T. Berry Brazelton, J. Kevin Nugent, Échelle de Brazelton: évaluation du comportement néonatal, trad. française de N. Bruschweiler Stern, éd. Médecine et Hygiène, 2001.

Les compétences des bébés est une notion passionnante, et qui me parle tellement. J'en fais le constat tous les jours lors de mes bains avec eux. Quelle émotion de voir ces tout petits bébés, à la fois si fragiles et si forts, si compétents et si dépendants !

Quand Sylvie nous explique que c'est là la clé de l'attachement, c'est tellement vrai. Quand on sait tout cela, on n'a qu'une envie : envelopper ce bébé, mais aussi entourer cette mère et/ou ce couple qui, lui aussi, est fort et fragile à la fois. Accompagner la grossesse, c'est plus que jamais faire du bien au parent, lui offrir la sérénité dans ce passage de la vie, mais aussi faire confiance à ce bébé pour créer du lien qui lui sera utile toute sa vie.

L'attachement est la base de l'estime de soi. Le lait remplit le ventre, l'attachement nourrit le cerveau. Cet attachement sécure nous accompagne toute notre vie. Un attachement insécure nous accompagne aussi toute notre vie. Alors militons pour des grossesses sereines et épanouies, pour des couples bien accompagnés à qui nous donnons les bonnes informations, et à qui nous faisons entièrement confiance pour qu'eux-mêmes se sentent en confiance de faire leurs propres choix.

Pour contacter Sylvie

E-mail :
sylvie.cacciatore@edbn.fr

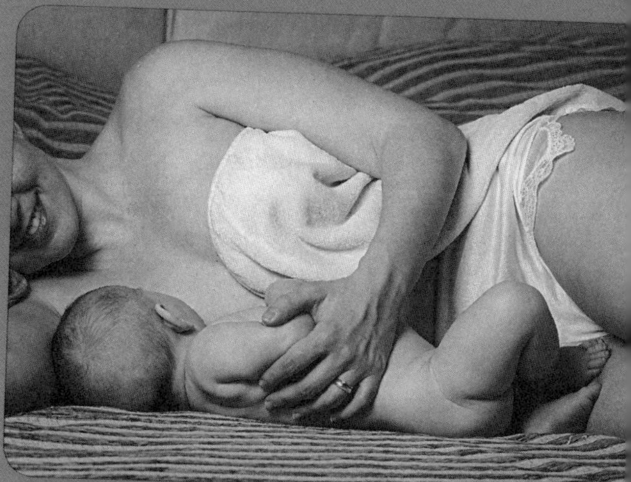

Le côté psy : oser prendre du temps pour soi

Avec Caroline Khanafer, psychologue clinicienne, psychothérapeute et formatrice

Les futures mamans disent souvent que le suivi et la prise en charge de la femme enceinte sont très médicalisés. Pour certaines, c'est rassurant ; pour d'autres, au contraire, c'est très pesant ; pour d'autres encore, ce n'est pas suffisant car la grossesse n'est pas qu'un bouleversement physique.

Je pense en effet que l'on ne prend pas suffisamment en compte la complexité que représente cette période dans la vie de la femme, mais aussi du coparent et du couple. Elle est marquée par divers changements physiques, hormonaux, émotionnels... et peut aussi être semée de doutes et de peurs. Peut-être parce que le chemin a été long et difficile, peut-être parce que la multiplication des examens crée beaucoup de stress, peut-être parce que la peur de devenir parents est bien présente, peut-être parce que ce nouveau statut provoque des questionnements profonds... Il y a encore tellement d'autres raisons.

Dans tous les cas, et même quand tout va bien, il ne faut pas rester seule. J'ai pour habitude de dire que lorsqu'on ressent un mal-être ou une envie de se décharger de quelque chose, lorsqu'on sent qu'on a besoin d'une écoute, il faut se faire accompagner.

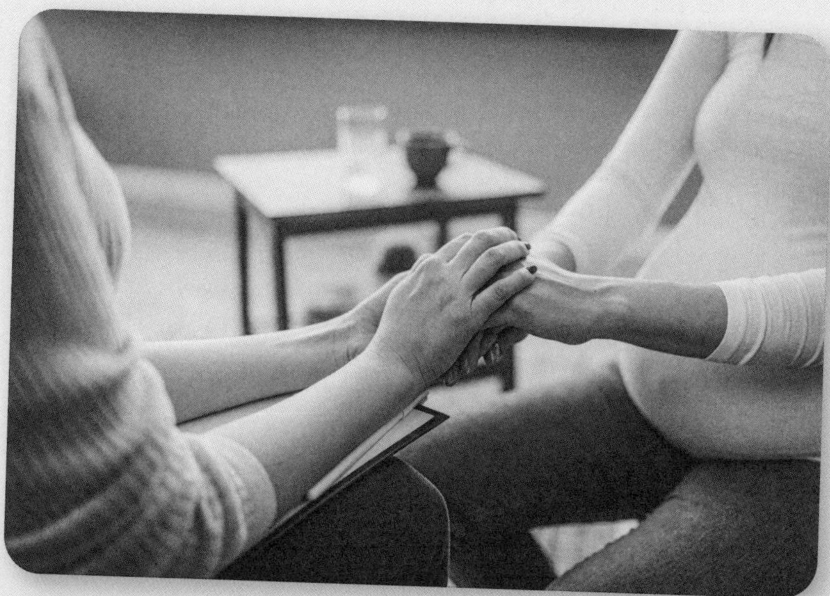

Mais encore faut-il trouver l'approche qui nous convient le mieux, et le·la professionnel·le qui nous correspond. Caroline est une psychologue pas comme les autres. Je la connais depuis plusieurs années, et son approche holistique de la périnatalité me plaît particulièrement. Elle nous explique pourquoi l'accompagnement est essentiel pendant la grossesse, mais aussi comment faire les bons choix.

La grossesse est sans aucun doute un grand bouleversement – et même une succession de bouleversements. Pour parler de ce qui se passe au niveau psychique, j'aime proposer l'image de la toile de cinéma. Imaginez chaque femme enceinte avec une grande toile blanche derrière elle sur laquelle le film de sa vie est projeté. Sauf que... parfois il n'y a qu'une image, qu'un son ; parfois, on voit un bout du film. C'est ça la dimension de l'inconscient. Sur cette toile viennent ainsi se croiser la lignée maternelle, la lignée paternelle, les expériences de vie... Ce film contient aussi l'histoire de sa propre venue au monde. Il montre comment son propre désir d'enfant est né, comment le désir amoureux s'est mis en place, comment peut se passer le passage du couple amoureux au couple parental. Voilà pourquoi bien souvent tout ce chamboulement de la grossesse semble insurmontable.

La future mère est prise également par toutes les injonctions – même si souvent celles-ci sont transmises avec la meilleure intention ! Par exemple : « Pendant le deuxième trimestre, vous serez plus détendue... ». Que ressent donc la future maman qui ne se sent pas si bien lors de ce deuxième trimestre ? Tensions et sentiments de mal-être s'ajoutent alors sur sa toile de fond. De plus, le mal-être de nombreuses femmes vient du fait qu'elles se sont et ont été déconnectées de leur corps (sensations, connaissances de son corps) et de leur intuition. Aujourd'hui, on s'en remet très (trop) facilement à l'autre pour savoir comment on va. Le corps qui se transforme et les émotions qui s'agitent peuvent être vécus comme un sentiment de se perdre, comme une perte de contrôle, un sentiment d'être démuni.

La dimension hormonale joue un rôle majeur lié aux émotions, aux affects, au psychisme, et au corporel. C'est si fascinant de voir comment ce qui se passe à l'intérieur, en termes physiologiques et chimiques, raconte aussi ce qui se passe dans nos émotions ! Il est effectivement important de le rappeler : l'être humain n'a pas un corps d'un côté, et un esprit de l'autre. Le psychisme impacte le corps et le corps impacte le psychisme : la relation est à double sens. Écouter et comprendre les signaux du corps n'est pas si aisé ! Surtout si on a appris à « trafiquer son corps » pour s'adapter au monde.

La dépression anténatale, une réalité

« La grossesse doit susciter joie et bonheur », semble marteler notre société. Quitte à poser un petit voile de déni sur toutes les peurs et les inquiétudes qui pourraient être liées à ce temps si particulier ! Plus j'accompagne les femmes sur le chemin de la grossesse, plus il me semble essentiel de proposer un véritable espace pour prendre en considération ce qui les trouble. Lorsqu'un couple arrive en consultation avec un désir d'enfant ou en tout début de grossesse, je leur propose souvent de jeter un regard sur toutes les peurs que cette idée de devenir parent puisse soulever. Et cela quelles que soient ces peurs, grandes ou petites, même celles qu'ils jugent « idiotes ». Par exemple : « J'ai peur de ne plus pouvoir rentrer dans ma robe préférée », « J'ai peur que ma peau ne soit plus comme avant », « J'ai peur que ma compagne préfère notre bébé à moi… », etc. En identifiant et en nommant ses peurs, la fameuse toile de fond devient plus lisible. C'est justement un de mes souhaits : accompagner des grossesses et des parentalités conscientes – et en conscience !

N'oublions pas que le désir d'enfant et l'expérience de la grossesse sont deux choses totalement différentes. Certaines femmes adorent être enceintes mais se retrouvent totalement perdues quand leur enfant naît. Pour d'autres, c'est l'inverse. Avoir envie d'être mère, ce n'est pas la même chose qu'être mère ; désirer un enfant, ce n'est pas la même chose qu'être enceinte. Peut-on accompagner ce décalage entre le désir et la réalité, entre ce que l'on projette et ce qui se produit réellement ?

Le chamboulement de la grossesse s'apparente parfois à un raz-de-marée. La dépression anténatale concernerait 10 % des femmes ; or elle est probablement sous-diagnostiquée. L'intensité des difficultés maternelles est en effet très variable : la dépression peut être à bas bruit, comme elle peut être très forte avec des symptômes massifs. C'est véritablement aux professionnels de savoir y être attentifs. Beaucoup de femmes ne se reconnaissent pas sous le diagnostic de « dépression anténatale ».

En effet, celle-ci se manifeste davantage par des troubles anxieux. La future maman éprouve une angoisse massive. La difficulté de repérage tient au fait que lors d'une grossesse, on s'attend à rencontrer tous ces troubles : de l'anxiété, des troubles du sommeil, des peurs, des plaintes somatiques... Ce qui varie, c'est leur intensité, leur durée. Cela dépend également de la personnalité de la femme, de son rapport à ce vécu particulier.

Pour aider les femmes et les professionnel·le·s à faire le repérage, je propose ceci : si en confiant à son professionnel·le· ses inquiétudes, ses angoisses, la femme se sent apaisée, c'est OK – il s'agit probablement de bouleversements « classiques » qui accompagnent la grossesse ; il y a un besoin de réassurance, de présence, une demande de comprendre ce qui se passe. En revanche, si la peur perdure, s'il n'y a pas d'apaisement du tout, alors creuser la question avec un thérapeute peut permettre d'écarter une dépression ou de la repérer pour mettre en place une prise en charge adaptée. La prévention des difficultés maternelles consiste parfois simplement en un repérage précoce pour une meilleure prise en charge.

La question principale n'est pas de savoir s'il s'agit d'une dépression anténatale ou non : c'est la prise en compte de la souffrance qui est essentielle. Certaines femmes, lors de leur grossesse, vont ainsi être rassurées d'avoir des nausées, les voyant comme un signe qu'elles sont bien enceintes ; d'autres vont très mal les vivre et les considérer comme un symptôme qui « gâche » leur grossesse. Tout ceci – le fait de valoriser la prise en compte de la souffrance plutôt que l'étiquette d'un diagnostic, ainsi que la manière dont on vit cette souffrance – vaut aussi dans la dépression du post-partum, avec le baby-blues, par exemple.

Le lien corps-émotions, à mes yeux impossible à ignorer, passe d'abord par un regard averti des professionnel·le·s : apprendre à porter un regard sur le corps, accompagner la mère à se connecter à ses sensations, à ses vécus corporels. Quel était le rapport à son corps avant la grossesse ? Quelle image a-t-elle de son corps ? Comment vit-elle les transformations ?

Que ressente-t-elle ? Parfois elle ne le sait pas, parfois c'est flou. Différentes approches (yoga, eutonie[1], travail avec des tissus, massages adaptés) permettent de développer un autre rapport à son corps.

Comment la femme enceinte se sent-elle vraiment dans ce corps en transformation ? Comment vit-elle tous les passages qui demandent une grande adaptation (de fille à mère, de femme à femme enceinte…) ? Prêter attention au corps, aux affects mais aussi aux rêves (qui peuvent sembler différents le temps de la grossesse), c'est disposer d'indicateurs précieux pour proposer un accompagnement personnalisé d'une personne unique. On peut ainsi, en quelques séances seulement, s'extraire de croyances erronées et pesantes sans nécessairement devoir entamer une longue thérapie.

La difficulté maternelle en anténatal renvoie à des blessures émotionnelles profondes. La psychanalyste française Maria Torok l'assimilait à « la maladie du deuil » : la difficulté maternelle parle de résurgence de conflits enkystés, de deuils non faits – comme le fait d'une première grossesse qui n'aurait pas pu aboutir, des traumas passés dont on sait que le corps garde une trace, une mémoire, comme une blessure non cicatrisée. Parfois, une première grossesse n'a pas pu aboutir ; des blessures sont restées ancrées dans le corps et dans l'émotionnel. Elles ressurgissent au cours de la deuxième grossesse, de manière très amplifiée – sans que la femme ne comprenne pourquoi. Le « nettoyage », dans le bon sens du terme, est alors nécessaire. Il ne s'agit pas d'effacer le souvenir douloureux, mais davantage de trouver une intégration, une mise en circulation, de pouvoir le laisser partir sereinement… Peu importe le vécu, si le sentiment d'être fragile, fragilisée demeure – par exemple quand les larmes montent encore aux yeux quand on repense à ce trauma – un travail thérapeutique pourra aider à investir sa grossesse, à soutenir la vie, tout en prenant soin d'apaiser le trauma. De nombreux auteurs ont souligné une « levée du refoulement » : des souvenirs enfouis ressurgissent, notamment des deuils qui n'ont pas été faits, ce qui peut

1 Pratique corporelle basée sur l'écoute et l'observation des sensations. De nombreuses sage-femmes y sont formées.

occasionner des angoisses. Voilà pourquoi il est important d'oser parler, d'oser demander de l'aide. Sur tous ces plans, le travail par la parole est intéressant, ainsi que des approches par le mouvement. Utiliser un ballon pour délier le bassin qui retient les émotions, dessiner, écrire, danser, chanter... sont autant de pistes précieuses pour soutenir toute traversée – quand cela est possible.

Prendre aussi en compte le couple

La grossesse est également l'occasion d'un travail sur le couple, autour des notions d'espace, de rythme, de responsabilité aussi. Bien sûr, cela passe souvent par la parole, mais pas uniquement : on peut agir de manière concrète. Chacun a-t-il son espace dans la maison ? Chacun peut-il aller prendre l'air quand il en a besoin ? Chacun regarde-t-il l'autre comme le futur père de son enfant ou la future mère de son enfant ? L'un ne voit-il l'autre que comme un partenaire amoureux ? Comment le coparent réagit-il au corps qui s'arrondit de sa compagne ? Comment évolue leur relation ? Chacun se sent-il soutenu dans le rôle qu'il a, dans le rôle qui lui incombe pendant la grossesse ? Sous-entendu : est-ce que le coparent a lui aussi une place repérée et investie ? Il peut se sentir perdu face au soutien qu'il devrait donner à cette mère en devenir ! Toutes ces questions viennent se mettre en mouvement, en résonance et parfois en dissonance.

Voilà pourquoi, pendant la grossesse, porter un regard sur le couple me semble indispensable. Il faut préparer le post-partum et le passage du couple amoureux au couple parental. « Pour ne pas déranger » leur compagnon qui travaille, trop de femmes ne demandent pas d'aide. Puis dans l'après-coup apparaissent des rancœurs. Petit à petit, les frustrations se transforment en colère. Alors le verre déborde.

Il n'est pas rare de rencontrer de jeunes couples en crise au point de se séparer dans la première année du bébé. Parce que rien n'a pu être élaboré, parce que les deux partenaires n'ont pas été compris et guidés dans les changements qui ont fait vaciller leur équilibre.

Il n'y a pas d'égalité dans la grossesse ni dans la parentalité. La femme vit l'expérience dans son corps. La temporalité de chacun est différente. J'ai en tête l'exemple de cette patiente qui, lors de sa deuxième grossesse, est épuisée par son diabète gestationnel, entre autres. Son compagnon, très présent, prend en charge la maison. Elle se sent coupable, se dévalorise. Elle dit que sans lui elle est incapable de gérer sa grossesse. Les séances ont permis de changer son regard : ce sont des partenaires qui peuvent compter l'un sur l'autre. À ce moment particulier où elle porte leur enfant, elle a besoin d'aide. C'est cohérent dans leur histoire d'amour et dans leur projet qu'il soit là et qu'il puisse gérer. Qui sait ? Peut-être qu'il y aura un autre moment où les rôles s'inverseront en matière de soutien et de gestion ?

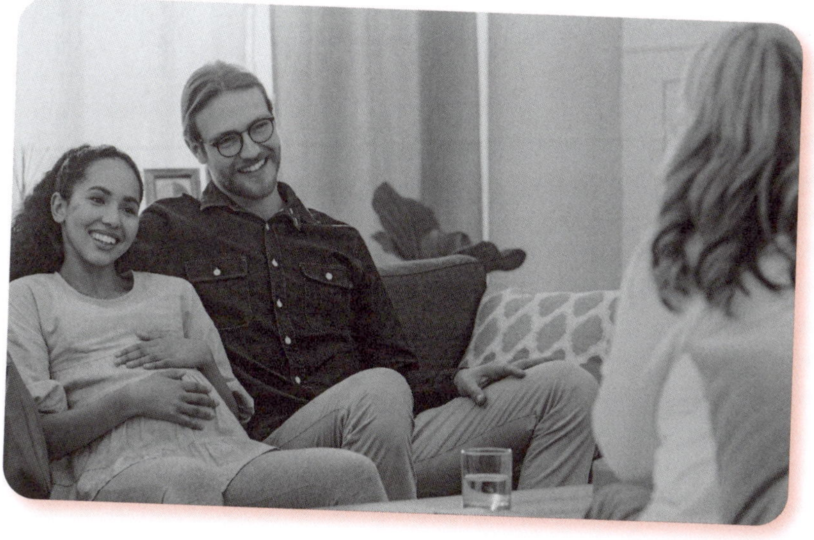

Prendre du temps pour soi pour prendre soin de soi

Dans ce modèle proposé d'une grossesse consciente, on peut s'interroger : est-ce que je vais pouvoir me dégager du temps pour moi et, si ce n'est pas le cas, comment puis-je le faire, et cela dès le début de ma grossesse ? Oui, dès le début de la grossesse où la femme ressent souvent une grande fatigue. Le début est tout aussi important que la fin ! Même si dans nos cultures, ce début, la fameuse attente des « fameux trois mois », est peu mis en avant. En médecine chinoise, en revanche, le premier trimestre est très valorisé. C'est la période qui permet de poser les bases, de préparer l'embryon et le placenta.

Si certaines émotions désagréables arrivent à ce moment-là, ce n'est pas grave. Mais plus on en prend conscience, plus on peut les réguler. Nous sommes des êtres humains, et nos émotions, nous devons les vivre. En en prenant conscience, en osant les nommer, en nous autorisant à les ressentir, nous les faisons sortir et nous évitons de les stocker à l'intérieur. Le meilleur cadeau que l'on puisse faire à ses enfants, c'est de prendre soin de soi, complètement, et puis, parfois, de faire quelques séances avec un thérapeute pour faciliter cette circulation des émotions.

Aujourd'hui, les femmes ne sont pas suffisamment accompagnées. Bien souvent, elles se rendent en maternité pour la première fois à six ou sept mois, ce qui est très tard. Il manque alors le temps d'écoute, d'accueil, la possibilité d'élaborer par la parole et par le corps ce qui dérange, et questionne. Si la femme enceinte s'est sentie douloureuse pendant toute la grossesse, si son accouchement ne s'est pas bien passé, ou si elle est seule après l'accouchement, comment imaginer que cela n'impacte pas son post-partum ? sa rencontre avec son tout-petit ? son devenir mère ?

Disposer d'un espace de parole et d'écoute

J'insiste : avoir un espace à soi devrait être naturel et accessible à toutes les femmes. Pouvoir être entendue, écoutée, accompagnée par une personne qui est formée à ce qui se joue pendant une grossesse et le post-partum. Je ne dis pas qu'il faille absolument entrer en thérapie ! La question serait plutôt : « Avez-vous déjà à vos côtés cette personne de confiance ? » Il peut s'agir par exemple de votre médecin traitant·e, gynéco, sage-femme, ostéo... ! Je suis très reconnaissante envers l'entourage que j'ai eu lors de mes grossesses, en particulier une médecin homéo disponible et attentive, d'une écoute bienveillante et guidante quand c'était important. Je souhaite que chaque femme sache à qui s'adresser en particulier à ce moment de vie si unique. Pouvoir poser ses questions, « se déposer » et souffler, comme dans un gros fauteuil confortable, c'est se sentir enracinée et prête – quelle que soit l'éventuelle tempête !

Je vous invite ainsi à vous demander : « Comment et sur qui m'appuyer ? » « De quoi ai-je vraiment besoin pour me déposer ? » Pour trouver ces points d'appui, l'objectif est d'identifier ce dont vous avez besoin. Que ce soit dans le soutien en lien avec une difficulté ou simplement pour vivre cette grossesse. Encore une fois, vous pouvez partir de ce qui se passe dans votre corps pour avoir des informations et des pistes de réponses ! « Dans mon corps ? Je n'en sais rien ! » : pourquoi alors ne pas rencontrer un·e ostéopathe spécialisé·e en périnatalité ou recevoir un massage prénatal ou postnatal ? Si vous êtes du genre hyperactif, à bouger constamment, et que l'idée de la méditation vous angoisse, pourquoi ne pas essayer l'art-thérapie (danse, poterie...) ? Êtes-vous quelqu'un qui cogite jour et nuit et qui a besoin de tout comprendre, qu'on lui explique les choses ? Dans ce cas, y a-t-il un·e professionnel·le pour vous parler d'anatomie, vous montrer comment cela se passe dans votre corps ?

Ou bien si vous détestez avoir trop d'explications et que vous préférez vous laisser porter par le flow du moment présent, pourquoi ne pas participer à des cercles de paroles, faire du yoga adapté, chanter, faire des séances de sophrologie ?

L'objectif est de vous créer un accompagnement de grossesse sur mesure. Tout en gardant en tête que, d'un trimestre à l'autre, vos besoins peuvent changer – vos accompagnements peuvent évoluer. Vous seule savez ce dont vous avez besoin – même si c'est OK de demander conseil pour trouver la synergie efficace. En résumé, pensez toujours à cette trilogie : est-ce que mon corps est pris en charge ? Est-ce que mes émotions sont prises en charge ? Est-ce que mes pensées sont prises en charge ? Et tout cela, bien évidemment, d'une façon qui vous convient et vous respecte dans toutes les parts qui vous constituent.

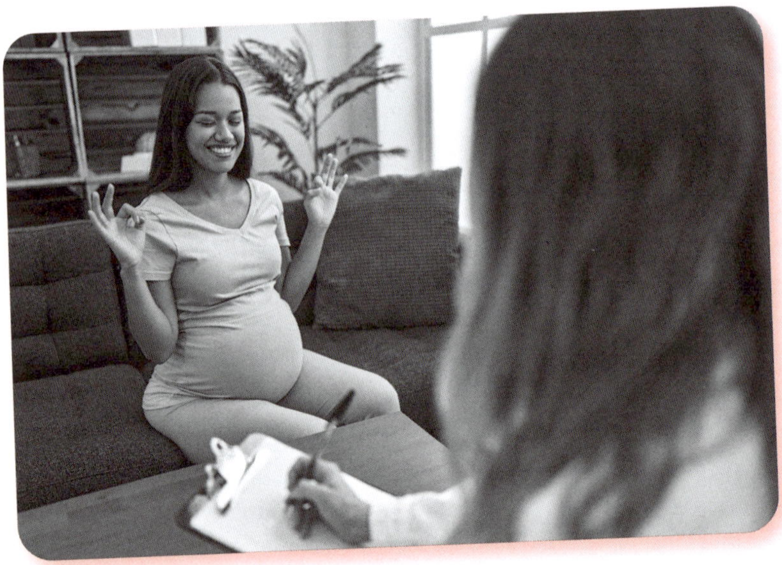

Je dis souvent qu'il faut tout un village pour élever un enfant, Caroline, elle, ajoute qu'il faut déjà tout un village pour accompagner une grossesse. Je partage entièrement son point de vue. Aujourd'hui, nous devons vraiment repenser le « prendre soin ». C'est essentiel pour vivre une grossesse harmonieuse et préparer un post-partum serein.

Ne restez pas seule, faites-vous accompagner, et cela quel que soit le modèle que vous choisissez. Je rappelle toutefois que, dans cet accompagnement, le lien avec le·la thérapeute est essentiel. Cette personne doit vous offrir cet espace d'écoute et de parole libre. Si vous ne vous sentez pas suffisamment écoutée, à l'aise, ne renoncez pas et changez de thérapeute.

Pour contacter Caroline
Site web : www.carolinekhanafer-psychologue.fr
Instagram : @ck_psy_caroline_khanafer

La naturopathie : préparer le corps pour accueillir la vie

Avec Noémie Léaud, naturopathe

Je suis de plus en plus convaincue que notre santé dépend de nos comportements quotidiens, de nos habitudes alimentaires ou encore de notre activité physique. Encore plus lorsqu'un petit être, qui se construit juste à partir de deux cellules, se développe au creux de notre ventre. Conscientiser que la santé de cet enfant se joue déjà à partir de la grossesse ou, encore mieux, dans le projet d'un enfant est essentiel. Ce sont des notions relativement nouvelles, que je n'avais pas lors de mes différentes grossesses.

Mais aujourd'hui, nous savons, et les recherches progressent tous les jours. Aujourd'hui, je reçois de plus en plus de couples qui ont eu beaucoup de mal à avoir un bébé. La procréation assistée n'a jamais été aussi sollicitée. Cela fait plusieurs années déjà que l'on tire la sonnette d'alarme, par exemple en ce qui concerne les perturbateurs endocriniens. Il faudra du temps pour que cela change vraiment, mais nous avons chacune et chacun la possibilité de nous protéger et de faire les bons choix. Alors prenons-nous en main ! La grossesse est parfois l'occasion de mettre en place de nouvelles habitudes d'hygiène de vie, pour le bien de l'enfant à naître, mais aussi pour notre santé globale à nous.

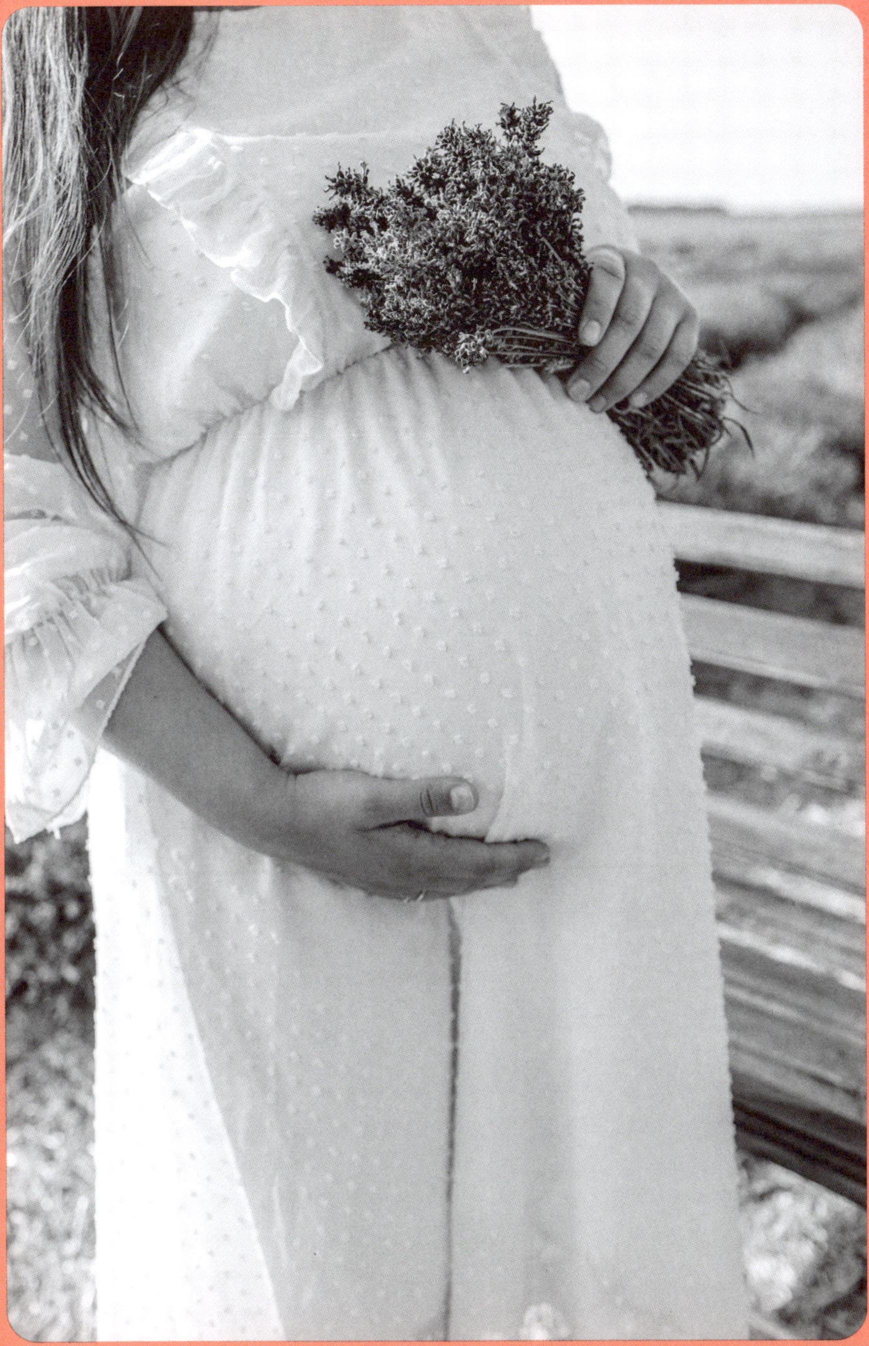

Pour nous aider sur ce chemin du changement, la naturopathie est une approche prometteuse. Contrairement aux idées reçues, elle ne repose pas uniquement sur la consommation de plantes et/ou de compléments alimentaires, c'est un accompagnement global qui, comme l'explique Noémie, naturopathe spécialisée dans la périnatalité, permet de préparer le corps à accueillir la vie.

Si Noémie a choisi de se spécialiser dans la périnatalité, c'est parce qu'elle-même a rencontré des problèmes de fertilité, et qu'elle a connu le long parcours de la PMA pour ses deux enfants. Elle s'est rendu compte que ce processus était très centré sur le médical et qu'il n'y avait pas de place pour autre chose. Pire, c'est même un très grand vide : les femmes sont laissées seules. Or, il existe tellement de possibilités pour les accompagner, y compris lors d'une grossesse classique, et leur redonner les clés de leur maternité. La naturopathie fait partie de ces approches douces et globales que j'apprécie tout particulièrement, et Noémie nous explique en pratique pourquoi et comment cette approche peut accompagner la femme avant et pendant la grossesse.

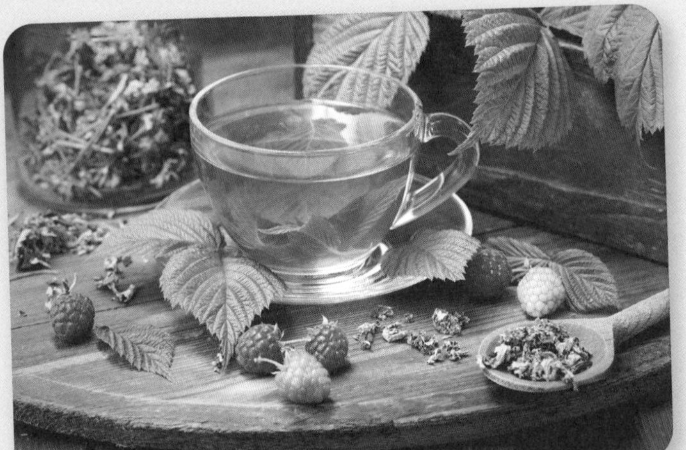

Aujourd'hui, en centrant l'accompagnement de la femme enceinte uniquement sur le côté médical, en les obligeant à prendre un certain chemin, on a enlevé aux femmes leur capacité à devenir les créatrices de leur propre maternité. Mon rôle est de leur redonner du pouvoir, sans jamais ne rien imposer, de leur montrer qu'il existe de multiples approches pour accompagner ce parcours médical et prendre en main leur grossesse, et plus généralement leur santé et leur bien-être.

Je précise d'emblée que le rôle du naturopathe n'est pas de remplacer le médecin, mais de proposer un travail complémentaire. Son approche est de vérifier les forces du corps, de s'appuyer dessus et de corriger les éventuelles faiblesses afin d'amener davantage de vitalité et de bien-être, aussi bien sur le plan physique qu'émotionnel ou mental, puisque tout est lié.

Avant la grossesse : préparer le premier berceau de l'enfant

Pour une grossesse optimale, épanouissante et en bonne santé, il est important de s'intéresser à ce qu'il se passe en amont. L'objectif est de préparer le corps pour le rendre le plus accueillant, mais aussi le plus nourricier possible. En d'autres termes, amener de la vie dans le corps de la femme pour qu'une nouvelle vie ait envie de s'y installer.

La philosophie de base de la naturopathie holistique telle que je la pratique est de s'occuper de la personne dans son ensemble. On ne s'intéresse pas uniquement à l'alimentation ou aux compléments alimentaires, comme je l'entends encore trop souvent. Le but est vraiment d'avoir une vision d'ensemble de la personne pour l'aider à harmoniser tout ce qui a besoin de l'être. La naturopathie intervient donc en prévention pour potentialiser son capital santé, optimiser ses forces, réduire ses faiblesses, afin de retrouver l'homéostasie, qui est tout simplement l'équilibre de santé.

Pour cela, le naturopathe s'appuie sur différentes techniques et chemine sur ces différents plans, à la fois physique, spirituel, mental, émotionnel, et plus largement environnemental. L'objectif étant de mieux comprendre comment le corps humain fonctionne et donc mieux comprendre ce dont il a besoin.

Avant de tomber enceinte, la femme peut ainsi vérifier si son corps a tous les « ingrédients nécessaires », si tous les paramètres sont au vert. Cette approche se fait toujours dans la douceur, il n'y a pas d'obligation, on ne parle pas de pathologie. Nous parlons de prévention, de soin, de prendre soin de soi, d'optimiser son énergie vitale, de faire en sorte de pouvoir soutenir toutes nos fonctions. La naturopathie joue un rôle important dans la fertilité et la préconception parce qu'elle permet de faire un bilan de l'organisme, celui de la mère, mais celui du père aussi, même si, il faut bien le reconnaître, les hommes sont beaucoup moins nombreux à venir me voir que les femmes. Pourtant c'est essentiel. On sait aujourd'hui que les problèmes de fertilité peuvent avoir des causes masculines autant que féminines. Donc en fait, les hommes sont autant dans la course que les femmes en ce qui concerne la préparation à la grossesse. Et c'est ce qu'il est important de leur faire comprendre : les femmes n'ont pas à tout porter sur leurs épaules. Dans cette aventure, ils sont deux, et le soutien mutuel est primordial.

La naturopathie permet au corps de la femme de se préparer tranquillement, tout en vérifiant si l'homme pourra lui aussi apporter les ingrédients nécessaires à la création d'une nouvelle vie. Cette approche accompagne le couple pour qu'ensemble il puisse trouver son chemin. Le fait que le père soit présent lors des consultations lui permet de comprendre ce que vit sa femme. Il sera ainsi plus à même de la soutenir à la fois physiquement et mentalement, mais aussi de l'assister dans la mise en place des éventuels changements d'alimentation et d'hygiène de vie, qui pourront lui profiter également. C'est aussi une manière de faire participer le coparent dès le début de l'aventure. En trouvant sa place dès le début, il devient ainsi le gardien de la continuité.

Les quatre piliers pour optimiser sa fertilité

Lors de mes accompagnements en préconception, je me concentre sur quatre grands piliers.

Le premier pilier

Le premier, qui est à la base de la naturopathie, et de la santé, c'est l'alimentation : ce que l'on mange aujourd'hui fabrique nos cellules de demain. Donc on a tout intérêt, et encore plus quand on a un projet de bébé, à optimiser son assiette en y apportant tous les nutriments nécessaires. Dans l'assiette préconception, on met ainsi l'accent sur les protéines, puisqu'elles sont à l'origine de la fabrication de nos hormones. Il convient donc de vérifier si la consommation de protéines est suffisante et, si non, de déterminer les moyens pour en intégrer davantage dans ses menus, et de trouver des alternatives aux protéines animales si la femme est végétarienne. Il est en effet possible de suivre une alimentation végétarienne mais il sera nécessaire, dans ce cas, de se faire accompagner par un·e professionnel·le de la nutrition pour éviter tout risque de carences.

L'accent est également mis sur les bons acides gras, et notamment les oméga 3 qui participent au soutien du système nerveux mais aussi de toutes nos cellules. N'oublions pas que les membranes de nos cellules sont faites de lipides, et que ces membranes jouent un rôle essentiel dans la respiration, la multiplication et la division des cellules. Ces dernières sont présentes partout : au niveau de la peau, des cheveux, des yeux, mais aussi de l'utérus ou des ovaires. D'où leur importance dans la fertilité. Je mets aussi l'accent sur une alimentation la plus hypotoxique possible, c'est-à-dire avec le moins de produits toxiques possible (sucre, produits raffinés, excès de viande…), afin d'apporter une alimentation qui répond aux besoins de l'organisme. En naturopathie, aucun aliment n'est interdit, il s'agit juste de réapprendre à bien manger, et surtout à se faire plaisir.

Enfin, on intègre quotidiennement dans nos plats les oléagineux, les légumineuses, et plein de végétaux pour renflouer nos réserves en minéraux et en vitamines, qui vont être aussi essentielles dans la préconception que dans le maintien en bonne santé du corps.

Le deuxième pilier

Le deuxième pilier, c'est l'hygiène émotionnelle, et la gestion du stress au sens large (qui comprend l'anxiété, l'inquiétude, les chocs émotionnels, les traumas...). Un stress, quel qu'il soit, est vécu comme une alerte dans le corps, et il est important d'apprendre à le gérer. C'est particulièrement préconisé dans les cas de soucis de fertilité parce que si ce stress est continuel, chronique, le corps fabrique trop d'hormones du stress, dont la plus connue est le cortisol, qui viennent prendre le dessus sur toutes les autres hormones. L'organisme bloque alors tout ce qui n'est pas urgent et vital – dont la reproduction – pour maintenir l'organisme à flot... On ne pourra jamais éliminer le stress, mais on peut utiliser des outils et des astuces pour arriver à l'équilibrer. Plutôt que l'expression « gérer le stress », je préfère utiliser « se réconcilier avec le stress », en faisant en sorte d'avoir les ressources pour le temporiser. Les études montrent bien que le stress est un élément qui perturbe les fonctions dans le corps, ce qui a donc un impact sur la fertilité ou la grossesse. On sait que le système hormonal est très lié au système nerveux. Et quand la grossesse se fait désirer, on entre dans un cercle vicieux de stress, il devient alors bien difficile de donner de l'espace au corps pour qu'il puisse se recharger, se régénérer, et mener à bien ce projet. Mon objectif est aussi de montrer aux femmes qu'elles n'ont pas besoin de méditer trois heures par jour, parce que bien souvent, ça fait peur de prendre soin de soi et qu'on n'a pas le temps. Parfois, il suffit de 5 ou 10 minutes par jour. Il faut se réconcilier avec cette notion de prendre soin de soi. C'est un peu comme dans les avions : on met d'abord son masque à oxygène à soi avant de pouvoir aider les autres. Ce n'est pas un geste égoïste, bien au contraire.

Le troisième pilier

Le troisième pilier, c'est le cycle féminin. Pour avoir un bébé, il faut bien sûr vérifier que les cycles soient optimum, c'est-à-dire fertiles (sauf, bien sûr, si l'on est en parcours PMA où tout cela est encadré). Or, les femmes ne savent pas toutes comment fonctionne leur cycle. Cet apprentissage est pourtant passionnant, parce qu'il reconnecte la femme à son féminin. L'observation des cycles apporte de nombreuses informations, notamment celle sur la période de fertilité, et peut permettre de cibler les éléments à corriger. Bref, il s'agit de se réapproprier son corps et, plus largement, de s'ouvrir au féminin. Un cheminement qui, encore une fois, se fait dans la douceur et la simplicité, pour vraiment reconnecter le couple à cette énergie de vie, mais aussi au cycle de la femme.

Le quatrième pilier

Le quatrième pilier, c'est le terrain. En naturopathie, le terrain, c'est notre corps. Mais chacun a un terrain différent. Le projet « bébé » se passe bien sûr dans l'utérus, les trompes et les ovaires, mais on va dézoomer pour voir le corps dans son ensemble, puisque ces organes ne fonctionnent pas tout seuls mais en lien avec le système hormonal, digestif, nerveux et l'énergie vitale du corps. Il faut une vision holistique et on vérifie donc le bon fonctionnement de la thyroïde, du système nerveux, du système hormonal dans son ensemble. Il est crucial que le système hormonal fonctionne à l'équilibre.

Voilà pourquoi on conseille généralement de faire une « détox ». Personnellement, je préfère parler d'une phase d'élimination et de soutien de l'organisme. L'idée est de faire de la place dans l'organisme, afin que le corps ait les capacités, en matière d'énergie, d'optimiser la fonction reproduction. On assure le soutien du foie par des plantes, on fait une petite phase d'élimination, on active aussi le système digestif, on s'assure que le transit soit de bonne qualité ; on peut aussi proposer des monodiètes ou cures ponctuelles et très simples.

L'idéal serait que quand le couple ait décidé d'avoir un enfant, la femme arrête sa contraception (si elle en avait une) et de mettre tout de suite un accompagnement en place. Il ne faut pas attendre qu'une problématique survienne. En naturopathie, chaque décision, chaque geste, permet de préparer la suite. Ainsi, quand on soutient le corps pour la fertilité, on prépare déjà la grossesse, notamment le début de grossesse. Quand on fait un accompagnement naturopathique sur le premier trimestre de grossesse, on prépare aussi le deuxième. On a toujours, en quelque sorte, un temps d'avance.

Dans l'hygiène de vie, un autre point non négligeable sont les perturbateurs endocriniens qui ont un impact néfaste sur la fertilité, notamment masculine[1]. Une méta-analyse récente[2] a ainsi montré que la concentration en spermatozoïdes a été divisée par deux en quarante-cinq ans. Bien sûr, on ne pourra pas éliminer les perturbateurs endocriniens de notre quotidien, mais on peut déjà faire des petits pas en faisant les bons choix sur le plan de l'alimentation, des accessoires de cuisine, des cosmétiques, des produits ménagers, etc.

Pendant la grossesse, soutenir le terrain

L'intérêt de la naturopathie pendant la grossesse est de soutenir le terrain, corriger certains déséquilibres, soulager les maux de grossesse, et compléter l'accompagnement médical déjà en place. À chaque trimestre correspondent des conseils spécifiques pour répondre aux besoins du trimestre en cours tout en préparant le suivant, le tout, bien sûr, sans empiéter sur le travail des sages-femmes ou autres.

1 Zaida I. Figueroa, Heather A. Young, Sunni L. Mumford, John D. Meeker, Dana B. Barr, George M. Gray, Melissa J. Perry, « Pesticide interactions and risks of sperm chromosomal abnormalities », *International Journal of Hygiene and Environmental Health*, 2019.

2 H. Levine ***et al.***, « Temporal trends in sperm count: a systematic review and meta-regression analysis of samples collected globally in the 20th and 21st centuries », *Human Reproduction Update*, 2023.

Par exemple, lors du premier trimestre, on met un focus particulier sur l'énergie vitale, afin d'aider le corps à lutter contre la fatigue. Pour cela, il existe divers outils, en plus des quatre piliers détaillés ci-dessus : les techniques de respiration, de méditation, d'EFT (*Emotional Freedom Techniques*, Techniques de libération émotionnelle en français), de sophrologie et le soutien émotionnel. L'objectif est d'apporter des conseils individualisés en fonction du profil de chaque femme. Côté alimentation, il existe également une assiette spécifique grossesse, et des nutriments incontournables comme la vitamine B9, le magnésium, le fer, le zinc, l'iode, la vitamine B6... La règle d'or est celle des trois V : alimentation la plus végétale possible, la plus vivante possible et la plus variée possible. L'idée est de couvrir les besoins de la mère et du fœtus, parce que l'on sait que pendant la première partie de la grossesse, c'est la mère qui accumule tous les nutriments et micronutriments pour que, lors de la deuxième partie de sa grossesse, son bébé puisse venir se servir. Plus le corps est nourri, plus les réserves sont hautes, plus la grossesse se passera sereinement, d'une manière épanouie. Pendant ce premier trimestre, on va aussi accompagner les éventuelles nausées, les troubles du sommeil, les problèmes de transit... Là aussi on fonctionne beaucoup en prévention.

Alors que le premier trimestre est géré par le pancréas, pendant le deuxième trimestre de grossesse, l'organe majeur est le foie. On continue alors à combler les besoins en micronutriments, notamment avec du magnésium et des oméga 3, mais aussi des superaliments comme les cures de pollen, pour soutenir l'énergie, les algues, pour soutenir la thyroïde, s'il n'y a pas de contre-indications bien sûr. Des aliments riches en fer, et si nécessaire des compléments alimentaires après avoir fait un bilan sanguin, préviennent et accompagnent une éventuelle anémie. On peut aussi miser sur les tisanes, notamment de romarin, pour soutenir le foie. À ce propos, il est important de souligner qu'on ne prend jamais de plantes pendant la grossesse sans consulter son·sa pharmacien·ne, son·sa médecin ou son·sa naturopathe. Quand j'en conseille à certaines femmes, même hors grossesse, je leur conseille toujours d'en parler également à leur médecin.

Au troisième trimestre, il convient de soutenir davantage les reins, qui sont la source de notre énergie. Misez sur les superaliments comme le plasma de Quinton isotonique. En parallèle, favorisez le microbiote, avec un apport de probiotiques afin d'optimiser les bonnes bactéries. Selon les besoins ou l'état de fatigue, on peut également recommander une nouvelle cure d'oméga 3. Pensez aussi à l'hydratation, elle est cruciale tout au long de la grossesse mais surtout en fin de grossesse. En pratique, on consomme une eau aussi pure que possible (de préférence une eau filtrée avec la technique de l'osmose ou via une fontaine purifiante). En naturopathie, l'eau est importante pour ce qu'elle emmène, et non pas pour ce qu'elle apporte. C'est pour cela qu'on privilégiera des eaux peu minéralisées, plutôt que de l'eau minérale, afin de ne pas surcharger l'organisme. Tout ceci participera au dynamisme de l'accouchement : plus le corps sera libéré de ses déchets, et plus il sera en pleine faculté pour donner la vie.

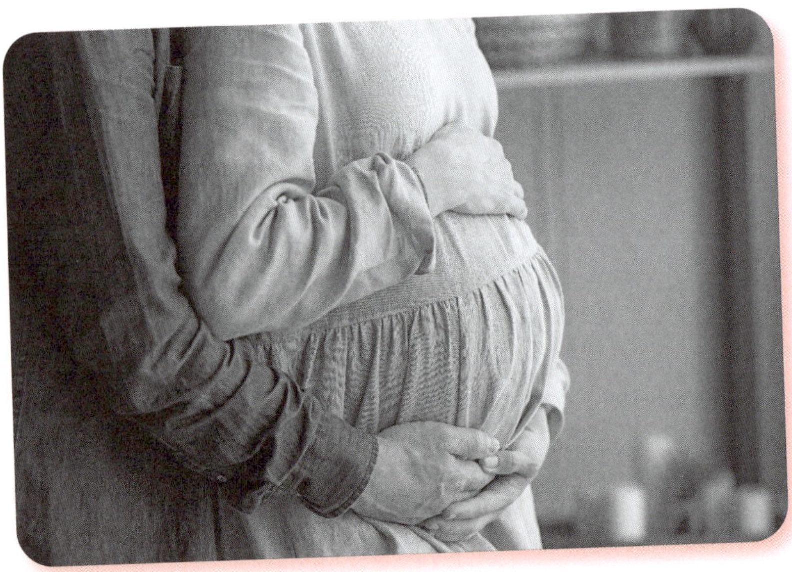

J'aime beaucoup quand Noémie explique que le but de la naturopathie est de « faire en sorte que cet endroit (le ventre de la future maman) soit le plus accueillant mais aussi le plus nourricier possible, c'est-à-dire amener de la vie dans notre propre corps pour que la vie ait envie de s'y installer… » Aujourd'hui, les femmes doivent reprendre ce pouvoir, mais pour cela elles doivent être accompagnées, avoir les connaissances pour le faire. C'est parfois tellement simple, avec quelques changements, nous pourrions tous et toutes avoir une meilleure santé, et garantir une meilleure santé à nos enfants.

Il est temps d'avoir une information plus éclairée. Il est temps aussi aux couples d'être plus curieux, et d'exiger ces informations. Soyons actrices de notre santé, de notre grossesse, et de notre accouchement.

Pour contacter Noémie

Site web : www.noemie-leaud.com

Le microbiote : en prendre soin pour soi et son futur bébé

Avec le Dr William Berrebi[1], gastro-entérologue, expert du microbiote intestinal.

Impossible aujourd'hui de passer à côté de ce terme de « microbiote ». Pour ma part, j'ai commencé à m'y intéresser lorsque j'ai lu un article sur le lien entre la dépression nerveuse et le microbiote intestinal. Comment ce lien est-il possible ? Quelle interaction y a-t-il entre le système nerveux et le tube digestif ? Pourquoi dit-on que nos intestins sont notre deuxième cerveau ?

En comprenant peu à peu le rôle central du microbiote dans un grand nombre de pathologies psychiques et physiques, je me suis naturellement intéressée à celui des bébés, puis aussi et surtout à celui de leur mère. J'ai découvert, en lisant l'ouvrage du Dr William Berrebi, *Votre futur bébé en pleine santé : l'ordonnance grossesse pour lui transmettre un bon microbiote,* qu'en cas d'accouchement par voie basse, un bébé hérite de sa maman, à la naissance, d'un microbiote intestinal de base.

---

1 Auteur chez Marabout de *Médecine microbiotique : votre nouvelle ordonnance pour être en bonne santé* en 2022, *Mission ventre plat :* la méthode microbiotique nutritionnelle et sportive en 2023 et *Votre futur bébé en pleine santé : l'ordonnance grossesse pour lui transmettre un bon microbiote* en 2024.

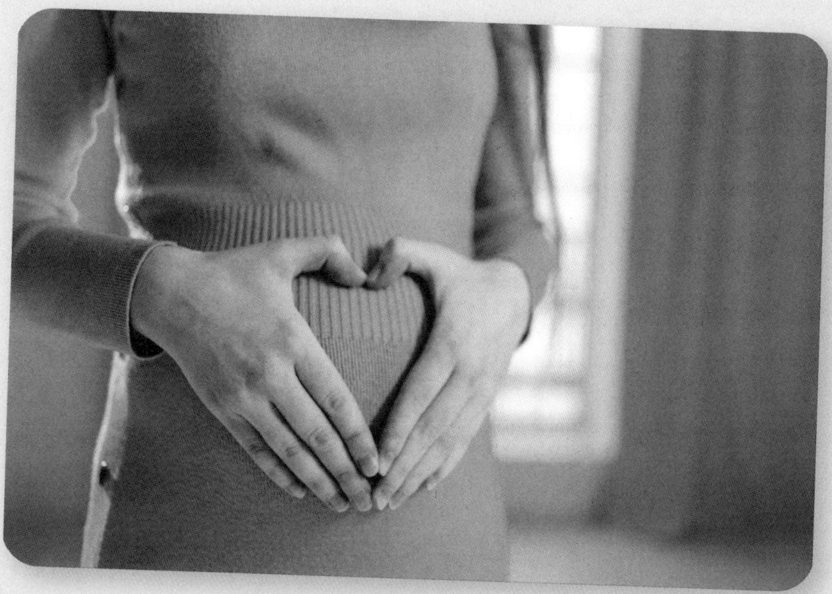

J'ai dévoré son livre, et j'y ai appris tellement de choses. Pour moi, il était inconcevable de ne pas accorder une place à ce sujet dans ce livre consacré à l'accompagnement de la grossesse. En prenant soin de leur microbiote intestinal pendant leur grossesse (et pendant leur vie entière en réalité), les futures mamans ont toutes les cartes en main pour apporter un vrai capital santé à leur enfant. Et cela passe par des bonnes habitudes toutes simples mais tellement essentielles, comme l'explique le Dr William Berrebi.

Je me suis très tôt intéressé au microbiote intestinal, dès que nous avons connu sa composition précise en 2008, suite aux travaux de l'Inrae. Progressivement, j'ai vu à quel point il constituait « notre premier cerveau » au sens de chef d'orchestre de notre santé. J'ai alors créé le concept de Médecine microbiotique, qui constitue à mes yeux, la révolution médicale du XXIe siècle. J'ai ensuite créé mes premiers protocoles microbiotiques, que j'ai commencé à appliquer. Les résultats, excellents, m'ont poussé à les étoffer, puis à écrire mon premier livre consacré à la médecine microbiotique, sorti en 2022.

L'idée d'écrire un autre livre, entièrement consacré cette fois au microbiote intestinal de la future maman, m'est venue lors d'une consultation. Une femme enceinte de huit mois, sujette aux infections urinaires à répétition et qui avait pris de nombreux traitements antibiotiques, m'a posé cette question : « Docteur, je dois accoucher par césarienne, et j'ai lu dans votre livre que le microbiote de mon bébé pourrait être différent... Que puis-je faire pour qu'il ait un bon microbiote ? » C'est alors que j'ai compris qu'un livre sur la manière de transmettre à son enfant la meilleure santé possible pourrait être utile à de nombreuses femmes.

QU'EST-CE QUE LE MICROBIOTE INTESTINAL ?

C'est l'ensemble des microorganismes présents dans nos intestins, et qui assurent, en quelque sorte, le rôle de chef d'orchestre de notre santé (barrière de protection contre les agressions extérieures, fonction immunitaire, etc.). On estime que chacun d'entre nous abrite 39 000 milliards de bactéries. Nous avons tous un microbiote intestinal différent, c'est ce que j'appelle l'empreinte microbiotique.

Aujourd'hui, il y a de très nombreuses données sur le microbiote intestinal des bébés et de la femme enceinte. Pendant longtemps, nous ne savions pas pourquoi l'état de santé des enfants nés par voie basse était différent de celui des enfants nés par césarienne. On sait aujourd'hui que le rôle du microbiote intestinal est déterminant. Les bactéries intestinales de la mère sont ainsi transmises pendant la grossesse, via le placenta, mais aussi, et surtout, au moment de la naissance par voie basse : le bébé récupère au passage le microbiote intestinal de sa maman, ce que j'appelle le socle microbiotique. Ce qui n'est pas le cas lors d'un accouchement par césarienne : le développement du microbiote du bébé est plus long et difficile à mettre en place. Il en résulte alors un déséquilibre du microbiote intestinal (dysbiose) qui favorise notamment les risques d'allergies, d'asthme ou d'obésité. Ce socle microbiotique du bébé va ensuite s'étoffer, se modifier en fonction du mode d'alimentation (allaitement au sein ou non), prise d'antibiotiques, diversification des aliments... puis se stabiliser autour de l'âge de 3 ans.

Ce socle microbiotique est essentiel pour la santé future de l'enfant. Ainsi, par exemple, on sait aujourd'hui que la transmission du risque d'obésité de la mère à l'enfant ne résulte pas de la seule prédisposition génétique, mais fait également intervenir le microbiote intestinal. La transmission d'un microbiote « obésité » à son enfant au cours du développement périnatal (de la 28e semaine de gestation au 7e jour après la naissance) modifie le développement de certaines zones du cerveau responsables de la satiété, et donc de l'appétit de l'enfant tout au long de sa vie. Or on sait aujourd'hui que l'obésité dans l'enfance est un élément prédictif de l'obésité à l'âge adulte. D'autres recherches ont montré que la qualité du microbiote intestinal des femmes enceintes était liée à leur alimentation au cours de la grossesse, mais aussi que cette alimentation avait des effets sur la composition du microbiote intestinal du bébé, ainsi que sur la croissance de l'enfant pendant ses 18 premiers mois de vie[2].

---

2 García-Mantrana I., *et al.*, « Distinct maternal microbiota clusters are associated with diet during pregnancy: impact on neonatal microbiota and infant growth during the first 18 months of life », *Gut Microbes*, 2020.

Différents facteurs sur lesquels on peut agir

Comprendre l'impact de son microbiote intestinal sur la santé future de son enfant est essentiel, car on peut jouer sur cette composante. On sait aujourd'hui que de nombreux facteurs impactent le microbiote de la femme enceinte. Il y a évidemment les aliments industriels ultratransformés de la grande distribution, qui sont à éviter au maximum car ils causent énormément de dégâts et favorisent notamment la prise de poids, les troubles du déficit de l'attention avec ou sans hyperactivité (TDAH), ainsi qu'un éventuel retard psychomoteur avec un QI plus bas. De même, une consommation excessive de sucre modifie la composition de la flore maternelle et entraîne, chez le bébé à naître, plus de problèmes : troubles de la mémoire, autisme… Si la maman ne mange pas assez de fibres, elle transmettra un microbiote intestinal de moins bonne qualité à son bébé. Il y a aussi les carences, qui sont très fréquentes : vitamine D, oméga 3… Aujourd'hui, 12 % des bébés naissent avec une carence en vitamine D, qui va augmenter le risque d'infection et… de caries. Cela veut dire que la maman n'en reçoit pas assez pendant la grossesse.

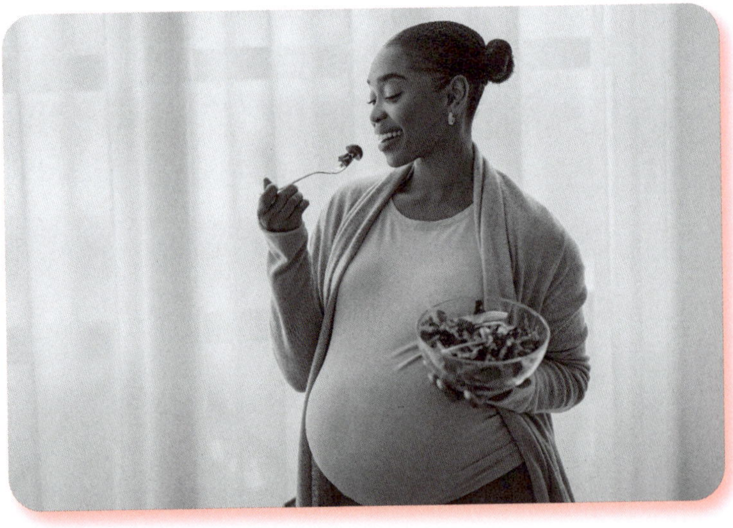

Zoom sur les bons réflexes alimentaires

En pratique, voici quelques bons réflexes à adopter pour prendre soin de son microbiote pendant la grossesse :

- Bannissez les aliments ultratransformés : gâteaux et biscuits industriels, sodas, viandes préparées (type nuggets), plats préparés, pains industriels, desserts sucrés... Ils contiennent une multitude d'additifs, sont souvent très riches en calories et pauvres en fibres et en nutriments. Ils contiennent également certains agents émulsifiants qui dégradent la flore.
- Réduisez votre consommation de sucre. Pendant la grossesse, elle ne devrait pas dépasser 25 g par jour, soit l'équivalent de 4 morceaux de sucre ou de 5 cuillères à café de sucre en poudre.
- Oubliez les sodas light et limitez les faux sucres, qui ont également des effets nocifs sur la flore et donc sur la santé.
- Consommez des fibres prébiotiques, qui vont nourrir les bonnes bactéries de la flore. On en trouve dans les légumes crus et cuits, les fruits, les légumineuses, les fruits séchés, les céréales complètes...
- Privilégiez le bio, ou au moins les fruits et les légumes les moins contaminés par des résidus de pesticides.
- Consommez régulièrement des oléagineux et des fruits séchés.
- Préférez les petits poissons gras aux gros poissons, ces derniers étant plus contaminés par les métaux lourds. Les petits poissons sont d'ailleurs une bonne source d'oméga 3.

Outre l'alimentation, il est également important, pour faire du bien à votre microbiote intestinal, de pratiquer une activité physique régulière. Il ne faut pas s'arrêter de bouger, sous prétexte que l'on est enceinte, bien au contraire ! Si les bienfaits de l'activité physique sur notre bien-être sont aujourd'hui évidents pour la plupart d'entre nous, son action sur le microbiote intestinal, elle, est moins bien connue. C'est un peu normal car ces connaissances scientifiques sont très récentes.

Des études ont ainsi montré que l'activité physique a un effet positif sur le tonus du nerf vague, ce nerf qui permet à l'intestin et au système nerveux central de communiquer grâce à un réseau de 200 millions de neurones. Les chercheurs ont également observé que la pratique d'une activité physique modérée rend l'intestin plus imperméable, autrement dit moins poreux, en augmentant l'épaisseur de la couche de mucus protectrice à la surface des cellules intestinales[3]. D'après d'autres recherches, la flore intestinale des personnes les plus actives abrite davantage de bonnes bactéries. En pratique, l'activité physique permet aux bactéries intestinales de fabriquer ce qu'on appelle des postbiotiques, qui sont des acides gras à chaîne courte participant à l'équilibre global du microbiote intestinal.

Attention également aux médicaments, dont certains peuvent perturber la flore. C'est le cas des antibiotiques, des antiviraux et des antifongiques, mais aussi de nombreux autres médicaments (par exemple les anti-inflammatoires non stéroïdiens). Ainsi, on estime que près de 25 % des médicaments non antibiotiques peuvent également déséquilibrer le microbiote intestinal. D'où l'importance de suivre les recommandations de votre médecin et d'éviter l'auto-médication avec des médicaments.

3 O'Sullivan O. *et al.*, « Exercise and the microbiota », *Gut Microbes*, 2015.

Des probiotiques pendant la grossesse ?

Dans certains cas, la prise de probiotiques sous forme de compléments alimentaires peut être indiquée pendant la grossesse soit de manière globale, soit de manière ciblée, avec des souches particulières. Comme leur nom l'indique, les probiotiques sont des micro-organismes qui favorisent (*pro*) la vie (*bios*), tout l'inverse des antibiotiques ! On les trouve dans certains aliments (pain au levain, laits fermentés, yaourts, boissons fermentées, légumes lactofermentés, kimchi…) ou sous forme de gélules vendues en pharmacie et parapharmacie.

Les probiotiques sont actuellement très largement sous-utilisés chez la femme enceinte, car la médecine microbiotique est très mal connue, y compris des médecins. Et pourtant, c'est aujourd'hui prouvé : ils permettent par exemple de réduire le risque de diabète gestationnel chez la future maman, ou encore de réduire le risque d'eczéma atopique chez l'enfant à naître. Dans mon ouvrage, je propose plusieurs protocoles microbiotiques de prévention ciblés. Il est également possible de faire un apport global en probiotiques au troisième trimestre, afin de réduire le risque d'allergies chez l'enfant.

Et après la naissance ?

Deux facteurs jouent un rôle majeur sur l'évolution du microbiote après la naissance. Le premier, c'est l'allaitement maternel. Ainsi, les oligosaccharides présents dans le lait maternel ont une action importante sur la mise en place du système immunitaire du nourrisson : ils renforcent la fonction de barrière de son microbiote intestinal et piègent les bactéries ennemies, aidant ainsi l'organisme de votre bébé à se construire un microbiote intestinal protecteur.

Le microbiote intestinal des enfants nourris au sein présente également une plus grande richesse de bactéries amies que les enfants nourris au lait infantile. Par ailleurs, on le sait aujourd'hui, l'allaitement est un facteur qui diminue la « transmission » de l'obésité maternelle. Le rôle protecteur de l'allaitement dans l'apparition de l'asthme et de l'eczéma atopique a également été bien étudié : les études mettent en évidence ce lien s'il y a un terrain atopique dans la famille. Attention, je précise qu'il ne s'agit en aucune manière d'une injonction et de dire à toutes les femmes d'allaiter, mais simplement d'apporter de l'information. Ensuite, c'est à chaque maman de faire son choix. Le destin microbiotique du bébé dépend d'un deuxième facteur important : la prise d'antibiotiques dans les deux premières années de vie.

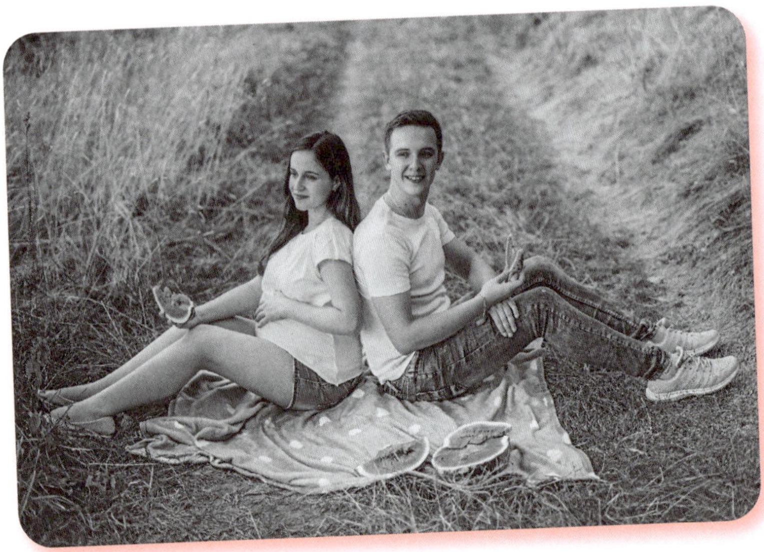

Je retiendrai de cette conversation passionnante que le microbiote intestinal maternel joue un rôle crucial durant la grossesse, affectant à la fois la santé de la mère, le développement du fœtus, et le bien-être du nouveau-né. Ce sont des découvertes inestimables ! Un microbiote intestinal équilibré peut prévenir les complications de la grossesse, améliorer la réponse immunitaire, et établir une base solide pour la santé future de l'enfant.

Le microbiote est un sujet très complexe et souvent difficile à comprendre pour nous, simples humains. Je pense qu'une véritable éducation et une sensibilisation des futurs parents et des médecins seraient plus que souhaitables. Une fois de plus, informons-nous, et soyons acteurs de notre santé.

Ces informations nouvelles doivent nous inciter à les diffuser au plus grand nombre. Elles nous montrent que tous ces moyens de prévention simples et accessibles à toutes, mais qui ne sont malheureusement pas pris en charge par le système de santé, coûteraient moins cher que le traitement de la maladie en lui-même. Mieux vaut prévenir que guérir, c'est une phrase qui fonctionne aussi pendant la grossesse !

Pour contacter William
Instagram : @drwilliamberrebi
Podcast : Merci Docteur !
Youtube : @docteurwilliamberrebi7345

L'activité physique : devenir véritablement actrice de sa grossesse

| *Avec Wiame Shaki, sage-femme et coach sportive*

Je me souviens encore des mots de ma maman lors de ma toute première grossesse (il y a plus de 40 ans) : « Assieds-toi, repose-toi, ne porte pas ces sacs... tu es enceinte ! » Ces phrases, je les ai aussi dites à mes propres filles, surtout à la deuxième, qui est très sportive. Quand je la voyais pratiquer du sport, je ne pouvais pas m'empêcher d'avoir peur pour elle et son bébé, et de lui dire de faire attention... Car cette idée que sport et grossesse sont incompatibles est très fortement ancrée dans nos mentalités. À force de poser des précautions autour de cette période de la vie, on en est arrivé à déconseiller aux femmes de (trop) bouger. Il est aujourd'hui très difficile de trouver un·e professionnel·le de santé qui, au contraire, vous conseille de bouger, et je vous avoue que moi-même, j'ai longtemps suivi cette tendance... jusqu'à ce que je rencontre Wiame.

Wiame est à la fois sage-femme et coach sportive. Elle a fait de l'activité physique pendant la grossesse sa spécialité, je dirais même son combat. Comme elle me l'a raconté, c'est un sujet qui lui tient particulièrement à cœur, d'abord et avant tout parce qu'elle est elle-même une grande passionnée d'activité physique.

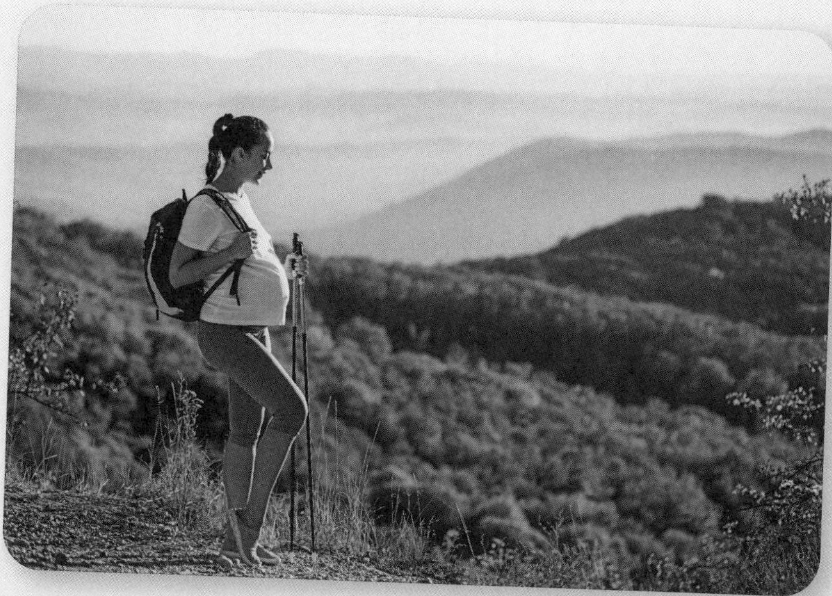

Mais elle s'est vite rendu compte de la méconnaissance totale de ce sujet par les femmes et même par les professionnels de santé, alors même que toutes les études montrent qu'il n'y a aucune contre-indication à maintenir l'activité physique pendant la grossesse, bien au contraire. Après avoir réalisé son mémoire de fin d'études sur l'intérêt de l'activité physique en cas de diabète gestationnel, elle a passé un diplôme universitaire en sport et santé, et elle est devenue coach sportive. Aujourd'hui, elle accompagne les femmes enceintes en leur proposant des séances adaptées et surtout plein d'astuces pour continuer à pratiquer une activité physique pendant leur grossesse mais aussi après.

Il est important, tout d'abord, de bien définir les termes de sport et d'activité physique. Le mot « sport » regroupe des activités physiques structurées et organisées, souvent compétitives, avec des règles définies comme le basketball, la natation... Cela peut impliquer un engagement, une inscription dans un club sportif ou une association, dans un esprit de compétition. L'activité physique, quant à elle, englobe tout mouvement corporel produit par les muscles qui requiert de l'énergie. Cela inclut une vaste gamme d'activités telles que marcher, jardiner, faire le ménage et, bien sûr, pratiquer du sport. L'activité physique n'a pas besoin d'être organisée ou compétitive. On peut aussi parler de l'inactivité physique, qui est le fait de ne pas pratiquer assez d'activité physique pour qu'elle soit bénéfique à la santé, et, bien sûr, de la sédentarité : le fait de rester très longtemps dans la même position (assise ou couchée) sans bouger.

Les nombreux bienfaits de l'activité physique pendant la grossesse

Il est aujourd'hui prouvé que l'activité physique prévient le diabète gestationnel. Le fait de se mouvoir permet de capter le sucre qui circule dans le sang et de l'utiliser pour produire de l'énergie, ce qui réduit les risques d'excès de sucre dans le sang. Or, rares sont aujourd'hui les professionnels de santé qui préconisent aux futures mamans présentant des facteurs de risque de diabète gestationnel de faire de l'activité physique en première intention ! Le plus souvent, quand la maladie est déclarée, on se tourne vers un régime alimentaire, voire un traitement sous forme de piqûres. Alors qu'il suffirait, dans la majeure partie des cas, de mettre en place quelques séances d'activité physique adaptée.
C'est d'autant plus important que le corps de la femme enceinte est véritablement fantastique : ce qui se passe pendant la grossesse est prémonitoire des pathologies potentielles qui pourraient se déclarer par la suite, dans les années futures. En d'autres termes, si pendant la grossesse, vous avez fait du diabète gestationnel ou de l'hypertension, il est probable que ces deux

pathologies réapparaissent un peu plus tard avec l'âge. Le nouveau-né dont la maman a eu un diabète gestationnel est lui aussi plus à risque de développer plus tard un diabète et/ou une obésité infantile.

L'activité physique pendant la grossesse présente également de nombreux autres bénéfices, notamment sur le plan physique et cardiovasculaire : elle agit contre l'hypertension, la prise de poids, les troubles du sommeil... sans oublier l'insuffisance veineuse. En stimulant le retour veineux, on prévient les problèmes de rétention d'eau et on favorise une meilleure circulation sanguine. L'activité physique agit aussi sur le côté psychologique : c'est un excellent moyen pour réguler son humeur, prévenir le stress, ou encore la dépression anténatale. Lorsque l'on pratique une activité physique, on stimule également la production d'endorphines, ces fameuses « molécules du bonheur ». Personnellement, j'adore ce mot, et je suis moi-même véritablement shootée aux endorphines ! L'activité physique nous donne le sourire, et nous met dans un état de plénitude incomparable. Rien de plus puissant pour éradiquer les petites baisses de moral, le stress ou l'anxiété. Et je suis même sûre que ces endorphines peuvent aussi nous permettre de nous sentir mieux avec les autres, détendant les relations de couple au passage.

Prendre en main sa grossesse

Pour toutes ces raisons, il faudrait faire de l'activité physique une prescription prise en charge au même titre que les médicaments. Un traitement non médicamenteux en première intention angoisserait tellement moins les mamans, et de cette manière elles pourraient vraiment prendre en charge leur grossesse elles-mêmes. Car ce qu'on leur prescrirait, c'est de marcher tous les jours, de se faire du bien, d'aller synthétiser des endorphines... Et en plus, elles ne dépendraient de personne, à part d'elles-mêmes, de leur propre volonté et de leur propre motivation.

En un sens, cela leur permettrait de devenir véritablement actrices de leur grossesse. C'est justement ce que je répète aux femmes enceintes que j'accompagne : « Soyez actrice de votre grossesse et de votre post-partum. »

Posez-vous en permanence la question : « Est-ce que je me sens bien ? » Et surtout, faites-vous confiance ! Bien sûr, il existe des contre-indications médicales liées à certaines pathologies mais, dans l'immense majorité des cas, rien ne vous empêche de pratiquer une activité physique ADAPTÉE. Alors, si vous vous sentez bien, pourquoi vous en priver ? C'est d'ailleurs la même chose lors du post-partum : si vous arrivez à ressentir votre périnée, à l'engager, à le verrouiller, pourquoi attendre 4 mois pour mettre en place une activité physique adaptée ? Arrêtons d'infantiliser les femmes !

Se défaire des idées reçues

On entend souvent qu'il faut faire attention pendant les trois premiers mois, car c'est une période délicate, et qu'il faudrait donc limiter l'activité physique… En réalité, même si mes propos peuvent paraître un peu brutaux, une grossesse, c'est la loi du tout ou rien. Et ce n'est pas l'activité physique qui va empêcher le fœtus de se développer. Contrairement aux idées reçues, aucune étude ne montre que l'activité physique augmente le risque de fausses couches, de menace d'accouchement prématuré, ni même de naissance de faible poids. Sur ce dernier point, les bénéfices sont même inverses. Ainsi, l'activité physique peut, en régulant mieux le taux de sucre dans le sang, ralentir la courbe des bébés macrosomes (c'est-à-dire des bébés dont le poids dépasse les courbes de croissance standard pour leur âge gestationnel). J'ai l'exemple récent d'une maman assez active avant sa grossesse, et qui avait fortement réduit son activité une fois tombée enceinte. Elle n'avait pas de diabète gestationnel, mais les courbes de poids de son bébé étaient très hautes. Son gynécologue avait ainsi tiré la sonnette d'alarme. Quelques jours après son échographie, cette future maman m'a contactée et nous avons mis en place ensemble un programme d'activité physique adaptée. Un mois plus tard, lors de l'échographie de contrôle, son bébé avait stabilisé sa courbe. Et elle allait beaucoup mieux, aussi bien physiquement que moralement.

De nombreuses femmes viennent me voir en me disant : « je suis très sportive et mon·ma professionnel·le de santé m'a dit que je devais arrêter le sport, alors que je vais bien ». Mais pourquoi imposer une telle contrainte aux femmes, alors qu'elles sont motivées pour bouger ? Il y a sûrement une crainte de la part des professionnels de santé : en cas de problème lors de la grossesse, ils ou elles pourraient ainsi se retrouver accusé·e·s. Mais en réalité, il faut se défaire de ces idées reçues. Le principal message que je voudrais faire passer, que ce soit aux femmes ou aux professionnels de santé, est donc le suivant : l'activité physique reste possible à chaque étape de la maternité, il faut juste qu'elle soit adaptée. Tout cela n'empêche pas, bien sûr, de prendre en compte les éventuelles pathologies de grossesse, qui pourraient constituer des contre-indications.

Et quels bienfaits pour l'accouchement ?

L'activité physique prépare aussi à l'accouchement proprement dit. Au niveau cardiovasculaire déjà, car accoucher, c'est faire de l'exercice physique. Si vous travaillez votre cardio pendant la grossesse, vous serez mieux préparée. Les mamans que j'accompagne me disent toutes que leur accouchement a été plus rapide, pas forcément lors de la phase de travail mais surtout lors de la sortie du bébé. Le cardio étant meilleur, les poussées sont plus longues et plus efficaces.

Par ailleurs, lors de l'activité physique, on travaille la force, et ses muscles profonds, notamment les abdominaux : le transverse. L'idée est de le renforcer en synergie avec le plancher pelvien. En cas de césarienne, le fait d'avoir maintenu une activité physique régulière pendant toute la grossesse entraîne une récupération plus rapide en post-accouchement. Je vois revenir à mes cours tellement de mamans à trois semaines de leur césarienne, c'est impressionnant ! De manière générale, je dirais aussi que le fait de mettre en place une activité physique adaptée pendant toute la grossesse favorise une meilleure récupération en post-partum, que l'accouchement ait eu lieu par césarienne ou par voie basse.

Place à la marche sportive

Aujourd'hui, les deux activités sportives traditionnellement proposées aux femmes enceintes sont le pilates et le yoga. Elles sont très intéressantes pour travailler la mobilité, la souplesse, la respiration, et l'engagement du périnée. Mais n'oubliez pas que ce sont des activités « douces », qui ne font pas forcément travailler le cardio comme il se doit. Or, le cardio est un point très important qui peut être apporté par une autre activité simple à intégrer dans son quotidien : la marche. Quand je demande aux femmes qui viennent me voir quelle activité physique elles pratiquent, certaines d'entre elles me répondent : « Je ne fais que marcher… » Je leur réponds : « Non, vous ne faites pas que marcher. Vous marchez. » Et c'est déjà un bon point de départ. L'idée, ensuite, n'est pas de marcher pendant 5 km à une allure identique, mais d'adopter une marche sportive. L'objectif : faire du « fractionné » qui travaille la pompe cardiaque, autrement dit, votre cœur.

En pratique, vous pouvez prendre l'habitude, pendant votre marche rapide, d'utiliser un banc pour faire une série de dix squats : posez simplement vos fesses sur le banc puis relevez-vous dix fois d'affilée, avant de repartir en marche rapide. Je vous assure que ce ne sera pas « juste de la marche », mais une vraie marche, un peu plus « épicée » comme j'aime le dire. Ainsi, vous sollicitez vos muscles profonds, votre cardio, et en même temps, vous faites un peu de renforcement. Et pour celles qui veulent aller plus loin, je vous propose aussi dans l'encadré ci-après une séance complète de marche sportive. Même les mamans qui n'ont « jamais été sportives », comme elles me le disent, le deviennent au bout d'une séance, tellement elles apprécient elles aussi ce shoot d'endorphines. La chose à retenir pour les femmes enceintes lors des séances, c'est de maintenir un niveau d'effort modéré : vous devez être capable de tenir une discussion lors de votre effort. Si vous n'arrivez plus à parler, c'est que votre niveau d'effort est trop élevé. Dans ce cas, assurez-vous de revenir à un niveau correct.

Exercice pour le périnée

Lorsque l'on pratique une activité physique, le plus important, que l'on soit enceinte ou non, ou encore en post-partum, est d'engager le périnée ET la sangle abdominale.
Cela permettra de :

- stabiliser la colonne vertébrale ;
- prévenir des douleurs lombaires en améliorant la posture ;
- soutenir et protéger ainsi les organes internes ;
- renforcer le plancher pelvien.

En pratique, voici un petit exercice qui vous aidera à visualiser votre périnée, afin de mieux le solliciter lorsque vous pratiquerez une activité physique.

- Assise, installez-vous confortablement, les mains sur le ventre.
- À l'inspiration, le ventre se gonfle.
- À l'expiration, visualisez un spaghetti à l'entrée du vagin que vous allez aspirer et faire remonter jusqu'au nombril.
- Une fois arrivé à cet endroit-là, engagez le périnée antérieur avec la vessie et le vagin ainsi que le périnée postérieur avec le rectum (l'ensemble s'appelle le plancher pelvien) : votre nombril va se plaquer contre la colonne vertébrale. Vous venez d'engager votre périnée ET votre sangle abdominale qui travaillent toujours en synergie : ce ne sont pas deux compartiments distincts, mais bien un seul et même compartiment.
- Une fois que l'exercice est validé en étant assise au repos, faites la même chose en étant en mouvement comme durant votre balade ou sur votre séance de marche dynamique.

Séance de marche dynamique de 45 minutes

Cette marche dynamique peut être pratiquée sans problème pendant toute la durée de la grossesse. Cette séance est accessible à toutes les femmes. Commencez à faire cette séance une fois par semaine. Puis, si vous vous sentez bien, vous pouvez la faire deux à quatre fois par semaine. Pensez à vous munir d'une bouteille d'eau ainsi que d'une tenue confortable avec des chaussures adaptées à l'activité physique.

Commencez par pratiquer 5 minutes d'échauffement à la maison afin de lubrifier les articulations, et de chauffer les muscles en douceur.

- Enroulez les épaules en arrière 10 fois de suite.
- Faites 10 rotations de la jambe droite vers l'extérieur, puis vers l'intérieur.
- Faites 10 rotations de la jambe gauche vers l'extérieur, puis vers l'intérieur.
- Montez sur les pointes de pied, puis reposez les talons, 10 fois de suite.
- Faites 10 rotations de hanche en faisant des 8 avec le bassin.

Ensuite, top départ pour 5 minutes de marche à allure souple : il s'agit d'une balade active pour continuer son échauffement et faire monter les battements de cœur progressivement. Passez ensuite aux séries d'exercices (page ci-contre).

Série n° 1 :

- 30 secondes de marche rapide (vous devez vous sentir essoufflée tout en réussissant à parler)
- + 1 minute 30 de récupération avec une marche à allure modérée (une allure légèrement supérieure à celle de l'échauffement)
- Faites 5 séries de suite (10 minutes).

Série n° 2 (renforcement) :

- 10 répétitions de pointes de pied
- + rester 10 secondes sur les pointes de pied
- Faites 2 séries de suite (5 minutes).

Série n° 3 :

- 45 secondes de marche rapide
- + 1 minute 15 de récupération avec une marche à allure modérée
- Faites 5 séries de suite (10 minutes).

Série n° 4 (renforcement) :

- 10 montées de genoux alternées
- Faites 2 séries de suite (5 minutes).

Série n° 5 (en option pour celles qui se sentent bien et qui souhaitent continuer) :

- 1 minute de marche rapide
- + 30 secondes de récupération avec une marche à allure souple
- Faites 2 séries (3 minutes).

Terminez par 5 minutes de récupération avec une marche à allure souple.

Finalement, privilégiez des activités physiques sans contact et sans risque de chute. Pensez également, si vous suivez des séances avec un coach sportif, de le tenir informé de votre grossesse afin qu'il puisse adapter la séance.

J'ai longtemps mis les termes « activité physique » et « sport » dans le même sac mais, grâce à Wiame, j'ai enfin compris qu'il y avait une différence. Et je suis sûre que je ne suis pas la seule ! À la question « Faites-vous du sport ? », j'ai toujours répondu « Non ! », et c'est assez culpabilisant, on se sent vite jugée. Désormais, ma réponse est la suivante : « Non, je ne fais pas de sport… je fais de l'activité physique. » Cette différence est d'autant plus importante à connaître pendant la grossesse, car le mouvement reste essentiel. Grâce à Wiame, je me rends compte à quel point cette activité physique apporte non seulement du bien-être dans le quotidien de chacune, mais est aussi un remède préventif et curatif naturel des pathologies de grossesse ! Je ne l'avais jamais imaginé ainsi. J'aime aussi tout particulièrement son message : chaque femme doit devenir actrice de sa grossesse, et se faire confiance pour essayer de trouver des alternatives au traitement médicamenteux, qui sont aujourd'hui, très certainement, prescrits un peu trop facilement.

Ce qui me pousse à penser, de nouveau, que toutes ces approches que je mets en lumière dans cet ouvrage sont incontournables pour nous aider à aller mieux, et à prendre soin de nous, quelle que soit l'étape de notre vie. On ferait l'économie de tellement de traitements, mais les laboratoires pharmaceutiques seraient-ils d'accord avec ça ? Il y a clairement un manque d'informations sur tous ces sujets… Voulu ou pas ?

Depuis quelque temps, j'entends de plus en plus souvent des femmes me dire qu'elles ont eu un diabète gestationnel. Et effectivement, les chiffres sont clairs. Selon l'enquête nationale périnatale 2021, la fréquence du diabète gestationnel a augmenté, passant de 10,8 % en 2016 à 16,4 % en 2021. Cette augmentation est en partie liée à une meilleure détection mais aussi à la présence plus fréquente chez la mère de facteurs de risque (âge, surpoids, sédentarité…).

Les femmes inactives courent un risque plus élevé d'hypertension pendant la grossesse que celles qui font de l'exercice. La marche est l'un des meilleurs exercices cardiovasculaires pour les femmes enceintes. Les femmes enceintes hypertendues peuvent faire baisser leur tension artérielle en profitant d'une marche rapide de 30 à 45 minutes par jour[1]. C'est une activité sûre à poursuivre tout au long des neuf mois de la grossesse.

Une fois que l'on sait cela, je pense que vous serez d'accord avec moi pour dire que les séances d'activité physique durant la grossesse devraient être prises en charge par l'Assurance maladie au même titre que les cours de préparation à l'accouchement.

Pour contacter Wiame

Site web : www.sportgrossesse.fr

Instagram : @wi_fitcoach

LinkedIn : Wiame SHAKI

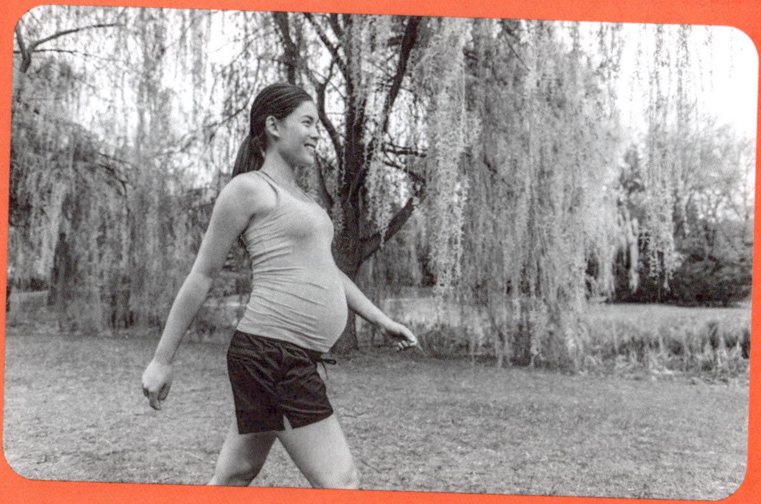

1 Source : www.medicoverhospitals.in

ELLES RACONTENT…

« J'ai décidé de prendre une coach sportive spécialisée chez la femme enceinte et la postgrossesse, car étant sportive initialement, je ne m'imaginais pas arrêter le sport. Avec l'accord de mon gynécologue obstétricien je pouvais dès le départ maintenir une activité sportive. Les mois de grossesse avançant, je ressentais le besoin d'accompagnement car je ne voulais surtout pas que ma pratique puisse blesser mon bébé et/ou me blesser. Alors j'ai fait appel à Wiame. Dès le départ j'ai été rassurée et sa bienveillance m'a accompagnée tout du long. Les exercices étaient adaptés à mon état de forme et surtout je faisais réellement du sport et non du stretching.
Le sport pendant la grossesse m'a ainsi permis de ne pas sombrer dans un mal-être psychologique et physique. À chaque séance je me sentais bien, et il ne me tardait qu'une chose : la prochaine. Le maintien du sport a eu un rôle important tant dans ma grossesse que dans mon accouchement : j'ai pris seulement 12 kg, j'ai eu un accouchement rapide et j'ai pu me remettre sur pied très vite. Dès que je me suis sentie de nouveau à l'aise, j'ai repris le sport, toujours avec ma coach, et ce seulement quinze jours après avoir accouché. Et là aussi, j'ai ressenti que du bon et surtout j'ai pu passer la période du post-partum tranquillement et retrouver en quelques mois ma forme physique d'avant la grossesse, voire mieux qu'avant la grossesse ! Alors si on me dit sport pendant et après grossesse, je vous réponds haut et fort : OH QUE OUI ! Mais bien entendu, être accompagnée reste primordial ! »

Delphine

« J'ai appris ma grossesse fin août ce qui m'a amenée à ne pas me réinscrire pour l'année scolaire à mon club d'escalade comme les années précédentes. Je faisais au moins une séance en salle par semaine, sur des créneaux définis avec forcément un binôme possible pour m'assurer. Je voulais tout de même continuer la pratique de ce sport, de façon la moins risquée possible pour éviter les chocs ou coups sur le ventre. Exit alors les sorties en falaise, mais en salle je pouvais continuer. N'étant plus dans un club, cela demandait un peu d'organisation : trouver un binôme avec des disponibilités communes. La fatigue du premier trimestre a bien freiné cette organisation et je n'ai finalement que peu grimpé. Je continuais de me déplacer à vélo, j'ai fait un peu de rando, un cours d'essai dans une salle, mais pratiquer un sport de façon régulière me manquait et il m'était difficile de savoir quoi faire et jusqu'où je pouvais aller. Les cours de sport adaptés m'ont beaucoup aidée : j'étais en confiance, je n'avais pas peur

de prendre de risques. On se dépense vraiment, ça vide la tête après une journée de boulot, ça fait du bien au moral et même en étant fatiguée avant de venir, ça rebooste ! J'avais une nouvelle activité hebdomadaire en variant les types de cours et horaires entre le moment où je travaillais et où j'étais en congé maternité. Ça faisait du bien de se retrouver dans son corps malgré toutes les modifications et de le sentir – finalement – performant ! Ça m'a permis de continuer à faire certaines activités comme de la marche/randonnée mais aussi à sentir quand c'était trop au niveau des distances à vélo, par exemple. Le sport pendant la grossesse c'est comme en dehors de la grossesse, ça fait du bien physiquement et moralement, mais encore plus dans cette période si particulière où beaucoup de choses changent physiologiquement et émotionnellement. »

Gabrielle

« Durant ma grossesse, j'ai pratiqué le trail de montagne jusqu'au cinquième mois, la randonnée et la course fractionnée jusqu'à plus de sept mois de grossesse et le cardio fitness ainsi que le yoga avancé jusqu'à… deux semaines avant d'accoucher ! Le sport à haute fréquence a toujours fait partie intégrante de ma vie et de ma psyché. J'ai donc tout naturellement vécu cette expérience physique et psychique de femme, de mère, en adéquation avec mon être profond. (Et à l'encontre de nombreux avis non sollicités !) Je craignais tout d'abord que mes pratiques dynamiques ne viennent perturber ce petit être en devenir, avant d'accepter que cette grossesse était la mienne et qu'il n'appartenait donc qu'à moi de connaître mes limites, toujours accompagnée par un corps médical et paramédical très attentif. La fin de grossesse, et notamment l'accouchement, ont évidemment modifié le fonctionnement profond de mon corps, ce qui ne m'empêche pas de le pousser dans mes sorties de run, et de lui faire confiance dans ses (in)capacités en yoga. Je peux aujourd'hui dire que mon corps est solide, grâce notamment à un programme de cardio-training post-partum exceptionnel. J'ai été intrinsèquement changée par cette expérience, mais je développe avec mon corps une relation autre, différente mais puissante, honnête. »

Doriane

La doula : avoir une présence pleine et entière près de soi

Avec Benjamin Roger, doula, auxiliaire de puériculture et accompagnant périnatal et parental

J'ai un lien tout particulier avec le métier de doula, car l'une de mes filles l'exerce. En Israël, où elle vit, presque toutes les futures mamans sont accompagnées par leur doula tout au long de leur grossesse, lors de leur accouchement, et dans leurs premiers pas de maman.

En France, cet accompagnement est malheureusement beaucoup moins connu… alors qu'il mérite tellement de l'être. À mes yeux, la doula apporte le soutien et la présence nécessaires qui étaient autrefois assurés par la mère ou une autre femme de la famille. Il y a plus de 40 ans, lors de ma première grossesse, ma mère a été présente à mes côtés, y compris le jour de mon accouchement. Aujourd'hui, ce qui est sûr, c'est que ce relais, cette présence, cet accompagnement manque. Mais la doula peut assurer ce soutien indispensable. D'ailleurs, le terme de doula, d'origine grecque, signifie « celle qui sert la femme ».

Pour nous parler de cet accompagnement si précieux pour les femmes, j'ai choisi de donner la parole à une doula… homme. Car oui, ce métier peut aussi être pratiqué par des hommes. C'est bien sûr assez rare, mais pourquoi pas ? Au départ, Benjamin exerce, comme moi, le métier d'auxiliaire de puériculture.

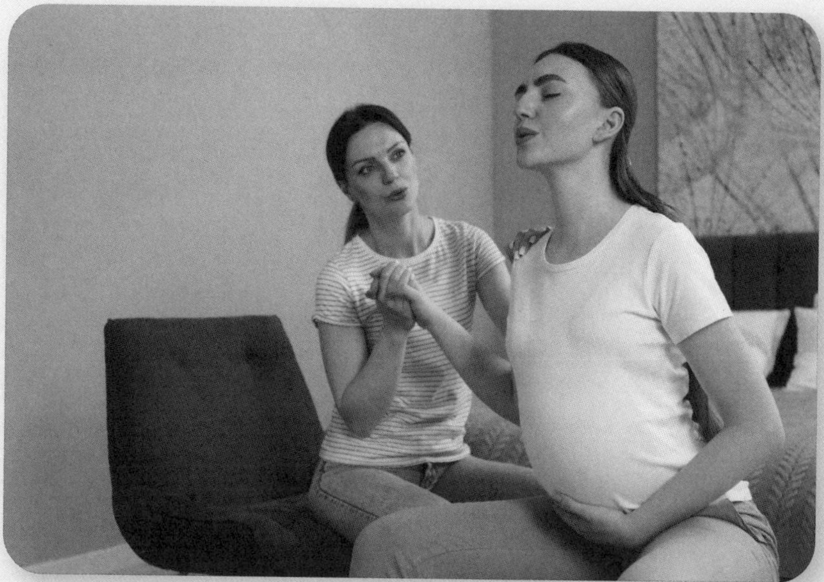

Comme moi, il a aussi un parcours atypique. Curieux et passionné, il se forme en permanence sur différents sujets de la parentalité, et c'est pour répondre au mieux aux besoins des femmes enceintes, du nouveau-né et du couple, qu'il a choisi de devenir doula. Il nous explique sa vision du métier, et en quoi cet accompagnement peut être utile à la future maman.

Je suis attiré par le monde de l'enfance et de la parentalité depuis que je suis tout petit. Après un master, j'ai décidé de poursuivre des études d'auxiliaire de puériculture. Je suis devenu fonctionnaire, et je travaille aujourd'hui en crèche à 80 % de mon temps. Lors de la pandémie du Covid-19, j'ai décidé de me former à de nouveaux outils pour accompagner au mieux les enfants et les parents, mais il me manquait toujours quelque chose dans cette relation aux parents... C'est là que j'ai découvert Sonia et L'École du Bien Naître. Sa vision et son approche ont révolutionné ma façon d'envisager mon métier et mon rôle. Cette approche si particulière a été pour moi une porte d'entrée vers ce cheminement professionnel qui continue aujourd'hui. En 2022, le métier de doula m'a en quelque sorte appelé. J'en avais une image assez vague mais, en faisant quelques recherches sur le site de l'association des Doulas de France, c'est devenu pour moi une évidence, et je me suis formé à ce métier.

Un lien de confiance, une personne-ressource

Pour moi, l'essence même de ce métier est d'accompagner la femme et le coparent pendant la grossesse, au cours de l'accouchement et lors du post-partum en complément de ce que propose le monde médical. La doula devient une personne référente, une personne-ressource avec laquelle les parents créent un lien. La doula a une posture bien particulière : elle est là pour recevoir les émotions, c'est une posture d'écoute sans jugement. Elle ne doit pas couper la parole, émettre de commentaire, ou encore comparer l'histoire qu'elle est en train d'écouter à sa propre histoire. Elle est là pleinement, présente pour que les parents soient en totale confiance. Son rôle est aussi de leur apporter un maximum d'informations pour qu'ils puissent prendre leurs propres décisions de façon éclairée, par exemple sur le choix de la maternité par rapport au plateau technique, à la maison de naissance, à l'accouchement à domicile... Certains disent que la doula devient presque une amie de la famille, mais je ne le crois pas, car cela enlève toute dimension professionnelle.

Je préfère dire que l'on crée un lien fort avec une personne qui, du coup, se sent pleinement en confiance. La doula devient la personne-ressource à laquelle les parents peuvent se référer et parler. Nous sommes là pour accompagner leurs émotions, pour les rassurer, pour leur apporter des informations, de l'aide logistique aussi. À mon sens, mon rôle est aussi d'aider les parents à préparer leur projet d'accouchement, à susciter des réflexions qu'ils n'auraient peut-être pas eues seuls. Lors de cette préparation, je questionne beaucoup les futures mamans : « quel serait ton accouchement idéal ? Et s'il se passe ceci ou cela, quels choix ferais-tu ? Par exemple, s'il y a une césarienne, qu'est ce qui serait OK pour toi et qu'est-ce qui ne le serait pas ? Est-ce que tu veux que ton partenaire soit là à tes côtés ? etc. » L'objectif est d'inciter la femme à devenir actrice de son accouchement, à faire ses propres choix. Plusieurs études[1] ont montré que la présence d'une doula lors du travail et de l'accouchement a de nombreux avantages : réduction du taux de césariennes, de la durée du travail, ou encore du recours à la péridurale. La future maman se sent ainsi mieux soutenue et rassurée sur les capacités de son corps. Le post-partum se déroule aussi de façon plus sereine. Cette année, j'ai passé un diplôme universitaire de soutien à la parentalité et mon mémoire portait d'ailleurs sur le rôle de la doula en post-partum. J'y ai démontré par ces études l'importance de cet accompagnement.

Un accompagnement personnalisé

En pratique, l'accompagnement est très différent d'une femme à une autre. On m'a déjà demandé par exemple d'accompagner une future maman à un examen médical. En post-partum, on peut aider lors des tâches du quotidien. Tout est possible : garder le bébé pendant que la maman s'occupe d'elle, faire quelques courses... Je constate aussi que, très souvent, les demandes

1 Marshall H. Klaus, John H. Kennell, Phyllis H. Klaus, *The Doula Book: How A Trained Labor Companion Can Help You Have a Shorter, Easier, and Healthier Birth*, Perseus Press, 2002, chapitre V. Hodnett ED, Gates S, Hofmeyr GJ, Sakala C, Weston J., « Continuous support for women during childbirth », *Cochrane Database of Systematic Reviews*, 2011.

d'accompagnement ne viennent pas des primipares, mais de mamans qui, malheureusement, ont vécu un premier accouchement traumatique ou une mauvaise expérience en maternité. Elles ne veulent pas que cela se reproduise, et cherchent donc à se renseigner davantage et à être mieux accompagnées. Nous avons aussi, bien sûr, quelques demandes de primipares, mais il s'agit surtout de personnes très engagées et informées qui veulent faire un accouchement à domicile par exemple. Alors pourquoi pas plus de primipares ? Je pense qu'en réalité, dans notre société, l'accouchement est tellement banalisé que les femmes se laissent porter par un parcours médical de suivi de grossesse sans vraiment se poser de questions... C'est une fois qu'elles se retrouvent devant le fait accompli qu'elles prennent conscience de l'importance d'un accompagnement. Pour leur grossesse suivante, elles viennent alors chercher des informations pour pouvoir légitimer leur questionnement, leurs craintes, pour pouvoir être maîtresse de leur accouchement et avoir un maximum de cartes en main pour pouvoir vivre au mieux leur grossesse et leur accouchement.

Faire appel à une doula n'est pas forcément un projet de couple mais c'est notre job, au fil des rencontres, d'avoir l'adhésion du partenaire. En règle générale, la demande vient de la future maman et le papa ou le coparent, lui, est davantage en retrait. Mais, dans la plupart des cas, il entre petit à petit dans le jeu. De nombreux papas me disaient au début : « C'est son choix parce que, de toute façon, c'est son corps » mais qui, à la fin étaient 100 % convaincus des bienfaits de mon accompagnement. J'accorde d'ailleurs une importance toute particulière à intégrer les coparents dans cette démarche, car ils sont souvent exclus de la grossesse, mais aussi de l'accouchement et du post-partum. Alors je leur donne des billes pour qu'ils puissent prendre leur place, notamment en les interrogeant sur leurs envies et leurs attentes : veulent-ils être présents lors de l'accouchement ? Que pensent-ils pouvoir faire pendant l'accouchement ? Leur donner des billes, c'est aussi comprendre la physiologie de l'accouchement, et leur donner des petits trucs pour accompagner leur femme : pour l'aider à s'étirer, à se détendre, à soulager la douleur… Car contrairement à ce qu'ils pensent, un coparent en salle d'accouchement, ou en post-partum, ce n'est pas inutile !

Je dois avouer qu'aujourd'hui j'ai beaucoup plus de demandes en accompagnement de post-partum qu'en accompagnement de grossesse. C'est bien entendu lié au fait que la parole se libère sur le post-partum : les parents ont moins de mal à demander de l'aide, et c'est tant mieux ! Mais il faut aussi prendre conscience de l'importance d'un accompagnement pendant la grossesse, qui ne peut pas être juste assuré par le suivi médical.

Un accompagnement complémentaire

En tant que doula, j'ai toujours été très bien accueilli par les autres professionnels de santé, et je collabore régulièrement avec des sages-femmes. J'ai aussi présenté mes travaux lors d'un séminaire sur la fertilité dans une clinique. Les choses évoluent, et je pense qu'il est important, pour cela, d'afficher le bon positionnement, à savoir qu'on est là pour accompagner le couple, et non pour remplacer tel·le ou tel·le professionnel·le de santé. Je n'ai pas encore eu l'occasion d'entrer en salle de naissance pour accompagner un accouchement mais certaines collègues doulas l'ont fait. L'une d'elles m'a raconté par exemple qu'elle était présente parce que le papa a clairement fait le choix de ne pas être dans la salle d'accouchement, et de laisser sa place à la doula, considérée comme plus rassurante pour la maman.

Aujourd'hui, j'exerce les deux métiers d'accompagnant périnatal et de doula, et si je devais faire la différence entre les deux, je dirais qu'une doula est vraiment là pour apporter un soutien émotionnel aux futurs parents, et un soutien informatif… Un·e accompagnant·e périnatal·e a une dimension plus technique, il ou elle apporte certains outils et certaines pratiques, alors que la doula est avant tout dans le lien, dans cette position d'écoute sans jugement, dans cette posture de la juste présence. Le simple fait qu'elle soit là et qu'elle écoute la future maman, voire ses silences, est important.

Un soutien extérieur qui fait du bien

Si les doulas prennent de plus en plus d'importance auprès des femmes, c'est surtout parce que la société évolue. Avant, les familles entretenaient un lien très proche, elles vivaient presque en microcosme, et la grossesse était un événement vécu par la famille tout entière. Chacun pouvait accompagner la future maman, accompagnement qui a aujourd'hui disparu. Mais ce n'est pas la seule raison à mon sens. Certaines de mes clientes sont très proches de leur maman, et pourtant, elles font appel à une doula car elles ont besoin d'un support extérieur. Bien souvent, ces femmes vivent mal leur grossesse, elles n'y prennent aucun plaisir, et elles ne peuvent pas se confier sur ce sujet à leur mère. Or elles ont besoin d'exprimer ces émotions, et c'est d'ailleurs très sain de le faire. En tant que doulas, c'est notre rôle d'accueillir cette parole.

En pratique, la doula propose un accompagnement à la carte. Personnellement, je propose des forfaits pour un certain nombre d'heures que la maman peut utiliser en fonction de ses besoins. Je remarque souvent qu'au début, la future maman est très assidue, avec des demandes toutes les semaines, voire deux fois par semaine. Mais petit à petit, ces demandes s'espacent... et c'est tout le but de notre accompagnement : rendre les parents autonomes, qu'ils remarquent que, finalement, ils finissent par ne plus avoir besoin de moi.

Comme vous l'avez compris, la doula ne fait pas partie du corps médical. Pour certaines personnes, c'est un avantage car il n'y a pas cette crainte du corps médical qui, parfois, met mal à l'aise. Ainsi, la parole est plus libre. La future maman pourra parler sans filtre de ses préoccupations, de ses peurs et de ses attentes, ce qu'elle ne se permettra peut-être pas avec son médecin ou avec sa sage-femme. La doula est là aussi pour créer une dynamique familiale, incluant le·la partenaire.

Soutien et confiance : voilà les deux mots qui, à mes yeux, correspondent le plus à l'accompagnement proposé par la doula. Tout va se créer à partir de ce lien de confiance, d'une écoute active et d'empathie. Comme Benjamin nous l'explique, la doula est soutenante physiquement et émotionnellement. La grossesse nous fait traverser des étapes parfois difficiles et une présence humaine qui ne compte pas son temps est essentielle. Alors pourquoi n'est-elle pas plus intégrée dans le parcours de la femme enceinte, lorsque l'on sait que ce lien contribue de manière significative à une expérience de grossesse positive et épanouissante ?

Comment trouver une doula ?

L'association Doulas de France propose sur son site Internet un répertoire de professionnel·le·s qui exercent dans toute la France. Pour cela, rendez-vous sur doulas.info, rubrique « Annuaire Doulas ». Sur le site, vous trouverez aussi une liste de questions à poser aux doulas que vous rencontrerez et une liste de questions à vous poser à vous-même, pour être sûr de choisir la personne qui vous correspond.

Comme le précise l'association Doulas de France, « le métier de doula n'étant pas réglementé, il est important de s'assurer que la doula que vous contactez respecte le cadre légal français (notre accompagnement ne peut être thérapeutique, et doit toujours se faire en complément d'un suivi médical). L'association a pour cela mis en place une charte que les doulas de notre annuaire se sont engagées à respecter. »

Pour contacter Benjamin

Site web : https://www.benledoula.fr/

Instagram : @ben_le_doula

E-mail : benledoula@gmail.com

ELLES RACONTENT…

« Pour ma deuxième grossesse, j'ai fait appel à une doula car j'avais eu une très mauvaise expérience pour mon premier accouchement. Elle m'a aidée à prendre confiance en moi, à être à l'écoute de mon corps, à savoir repérer les phases de l'accouchement dans laquelle je me trouvais. J'ai également fait appel à elle pour un accouchement sans péridurale.
Le papa est venu avec moi à certains rendez-vous pour savoir comment m'accompagner ou quoi me proposer en fonction des phases de l'accouchement. Cela m'a un peu plus apaisée également. Nous nous sentions prêts, nous avions totalement confiance en l'autre. »

Aurélie

« Pour mon troisième accouchement, prévu par césarienne programmée, j'avais besoin de créer mon lien avec ma fille dès la grossesse. C'est en effet un bébé arc-en-ciel, arrivé après un bébé décédé. Pour moi, il était très important de bien cheminer afin d'éviter qu'elle soit « un bébé de remplacement », c'est-à-dire un bébé que la maman ne peut pas investir/ aimer car toujours dans le regret du bébé disparu. Donc je me suis tournée vers une doula et ça m'a été très utile pour préparer mon projet de naissance (et j'ai vécu une césarienne de rêve, oui oui) et pour bien cheminer et faire de la place pour ma fille. Ma doula a aussi organisé un blessing way *(une cérémonie qui invite la mère à lâcher prise et à prendre soin d'elle avant l'arrivée au monde de son bébé), et ça a marché ! En revanche, je n'ai pas eu besoin d'elle pendant l'accouchement, ni après. J'étais très bien entourée. »*

Valérie

« Pour ma première grossesse, j'ai fait un déni de grossesse. Nous avons appris l'existence de notre petit garçon à six mois et demi de grossesse et il est arrivé à huit mois. Deux ans et demi plus tard, je fais malheureusement une interruption spontanée de grossesse… Je m'étais toujours dit que je vivrais à fond ma future grossesse de neuf mois. J'ai eu tout de suite envie de faire appel à une doula pour m'accompagner, m'apporter du soutien et des conseils tout au long de ma grossesse. J'avais envie de pouvoir vraiment compter sur une personne expérimentée dans le domaine de la périnatalité. Je dirais que mes suivis étaient complémentaires. La doula propose un accompagnement non médical et surtout un soutien psychologique et physique. J'étais suivie par une gynécologue dès le début de grossesse et pour la préparation à la

naissance (piscine, sophrologie, bonapace) par des sages-femmes. Ma doula a été très présente, bienveillante, douce et à l'écoute ! Elle venait à domicile une fois par mois, ce qui était très pratique pour moi. Elle m'a aidée sur de nombreux points : choix de la maternité, rédaction du projet de naissance, gestion de mes émotions, souhait d'accoucher physiologiquement, mise en place de l'allaitement. Elle me posait énormément de questions pour que j'aille au bout de mes réflexions et envies ! J'ai également fait plusieurs séances d'hypnotanal et des massages rebozo. Un vrai bonheur ! La doula peut accompagner tous les membres de la famille. Mon mari n'a pas ressenti le besoin d'être longuement accompagné même s'il a participé à quelques échanges. C'était important pour elle de connaître également ses attentes et souhaits. Mon mari savait que c'était important pour moi de prendre soin de moi et de profiter de cette belle grossesse. Il m'a toujours soutenue dans mes choix même s'il ne comprenait pas forcément tout exactement. »

Morgane

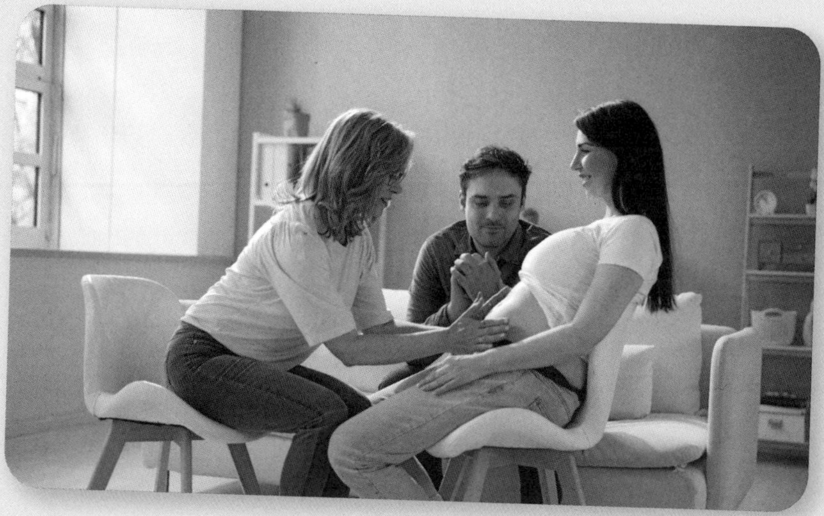

L'ostéopathie : soulager les douleurs et appréhender le corps dans sa globalité

Avec Morgan Jacquier, ostéopathe

Je pense que nous avons toutes et tous consulté au moins une fois dans notre vie un ostéopathe. Peut-être pour une douleur au niveau du dos, du cou, ou encore du genou… Mais saviez-vous que l'ostéopathie pouvait aussi accompagner la période périnatale et, en particulier, la grossesse ? Je me souviens d'une femme qui m'a raconté être allée consulter un ostéopathe pour des nausées très difficiles à supporter en début de grossesse. Ma première réflexion a été : mais que peut bien faire un ostéopathe dans ce cas-là ? Beaucoup de bien, si j'en crois cette future maman, qui m'a confié s'être sentie beaucoup mieux après cette consultation.

Quand on y réfléchit un peu, pourquoi, en effet, ne pas faire appel à cette approche pour atténuer les maux de la grossesse ? Pour soulager ce corps qui se transforme et fait parfois souffrir, que ce soit au niveau du dos, du bassin, des ligaments… L'ostéopathe peut aussi intervenir en fin de grossesse, lorsque la date d'accouchement approche, afin de mettre le bébé dans une position plus propice à la naissance.

Je vous le disais plus haut : je pense que nous avons déjà toutes et tous consulté un ostéopathe. Mais nous n'avons pas toutes et tous eu la chance de consulter Morgan. Lui, il fait partie de ce que j'appelle la catégorie des ostéopathes holistiques. Il allie le physique et l'émotionnel. Non, pardon, il lie l'émotionnel au physique. Morgan écoute, console, enveloppe... Quelle future maman ne rêverait pas de cette approche ? J'ai eu l'immense chance de former Morgan au Thérapeutique Bain Bébé. À la seconde où j'ai posé mes mains sur les siennes lors de la formation, alors qu'il allait mettre un bébé dans le bain, j'ai immédiatement senti qu'elles avaient quelque chose de très particulier. Difficile à expliquer : c'était comme une connexion. Ma première impression a été la bonne et, très vite, je lui ai proposé de devenir formateur TBB à son tour.

Morgan a une approche unique de l'ostéopathie, et je suis vraiment heureuse de lui laisser cet espace pour qu'il nous explique son « ostéopathie » que j'aime appeler « ostéomotion ».

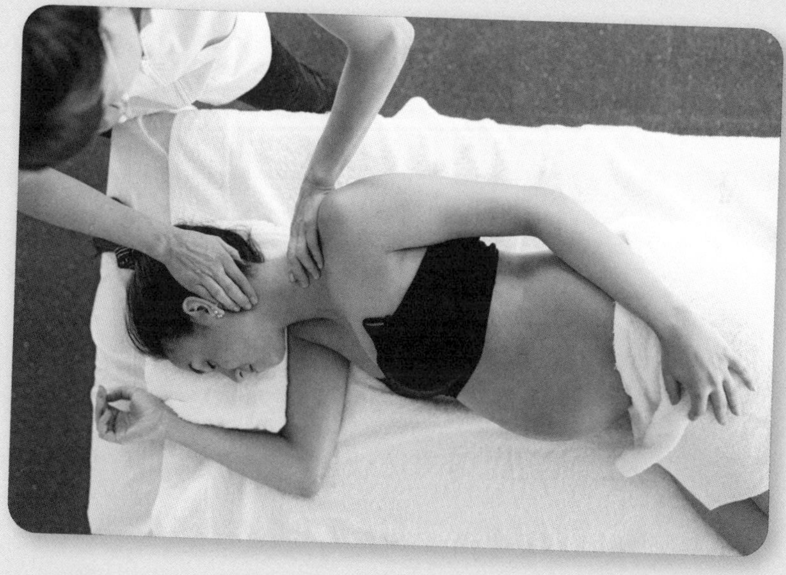

Le champ de compétences classique de l'ostéopathe, ce sont les douleurs musculosquelettiques. Aujourd'hui, il y a un consensus sur ce point : je travaille avec de nombreux médecins et tous sont d'accord pour dire que, sur ce plan, l'ostéopathie peut vraiment aider. En pratique, pendant la grossesse, faire appel à un ostéopathe peut donc permettre de soulager efficacement les différentes douleurs liées à cette période de la vie, notamment celles localisées au niveau des lombaires, de la sciatique, des plis de l'aine... Autre exemple : le traitement du syndrome du canal carpien, fréquent pendant la grossesse. En raison de l'imprégnation hormonale spécifique pendant cette période, la membrane qui recouvre les nerfs du canal vont contraindre le passage du nerf et provoquer donc des fourmillements. L'ostéopathie permet de redonner de la mobilité à cette zone.

L'ostéopathe peut aussi agir sur les douleurs de type fonctionnel, notamment les nausées du premier trimestre. Je ne dirais pas qu'il peut régler 100 % des nausées car n'oublions pas qu'elles ont avant tout une cause hormonale. Or l'ostéopathe n'agit pas sur le système hormonal. En revanche, et c'est un point essentiel à mes yeux, le simple fait d'écouter la future maman, le simple fait qu'elle puisse prendre un temps pour elle, pour qu'on écoute ses plaintes, pour qu'on lui dise qu'on la comprend, et qu'on peut essayer certaines choses... ça change tout ! À mon sens, on obtient souvent de meilleurs résultats quand on envisage la personne dans cette globalité.

Telle est aujourd'hui ma définition de l'ostéopathie. On définit souvent l'ostéopathe comme un mécanicien du corps qui, grâce à son travail sur les os et les muscles, va trouver le petit point pour lever un blocage ou soulager une douleur. Mais à mes yeux, c'est bien plus que cela. Plus j'avance dans ce métier, plus je m'éloigne de cet aspect mécanique du métier, afin de considérer l'ensemble des facteurs environnementaux, biologiques ou encore psychosociaux dans lequel chacun évolue. Ma mission est d'amener les gens à penser et à percevoir leur corps et leurs sensations différemment, et quelle plus belle occasion de le faire que la grossesse ! De la même manière, la douleur est vraiment le facteur n° 1 sur lequel l'ostéopathe concentre son travail, mais il y a tellement de façons différentes de l'aborder, on pourrait en parler pendant des heures. La douleur n'est pas juste une alarme de notre corps, elle implique tout un tas d'autres facteurs liés à notre mode de vie.

L'importance de l'écoute active

Finalement, ce n'est pas facile aujourd'hui de définir l'ostéopathie, car il y a autant de définitions que d'ostéopathes. Depuis 2007, cette profession est soumise à des décrets et reconnue par le ministère de la Santé, même si actuellement ce n'est clairement pas suffisant car nous ne sommes toujours pas reconnus comme une profession de santé. Selon la définition officielle, l'ostéopathie est donc une thérapie manuelle, autrement dit l'ostéopathe ne se sert que de ses mains pour apporter le soin. Mais ce n'est pas une thérapie manuelle comme les autres puisqu'on ne se contente pas d'enchaîner des techniques : cette dimension de globalité, très chère aux ostéopathes, consiste à envisager le corps et la personne dans leur environnement, dans leur quotidien.

Par ailleurs, en pratique, l'ostéopathe ne se sert pas de ses mains à chaque consultation. Ainsi, lors de certains rendez-vous, je n'ai pas du tout recours à la thérapie manuelle. Je suis juste dans l'écoute active et, par expérience, je trouve qu'elle est parfois aussi bénéfique, voire parfois plus, que la thérapie manuelle. Les gens qui viennent voir un ostéopathe n'ont pas forcément toujours besoin d'être touchés, ou en tout cas pas directement. Bien souvent, la thérapie manuelle vient clôturer la prise en soin mais, en réalité, 90 % de cette prise en soin se passe dans ces quelques minutes d'échange avec le patient. Voilà, à mon sens, ce qu'est le cœur d'une consultation d'ostéopathie. En fait, cet échange permet d'inverser les rôles : c'est le patient qui sait, ce n'est pas le thérapeute assis sur sa chaise de bureau qui détient le savoir sur le corps de son patient. D'ailleurs, il n'a accès qu'à une infime partie de ce que veut bien lui présenter son patient. En dehors de la consultation, il a une vie très riche, très vaste et très complexe qui ne peut pas se résumer à un simple « j'ai mal ».

Un ostéopathe fait-il forcément craquer ?

Cette question est très fréquente, et ma réponse est claire : c'est non. Aujourd'hui, il est prouvé que la manipulation articulaire n'a pas d'effet spécifique comme on le prétendait avant. Quand vous faites craquer vos doigts, par exemple, vous libérez juste une bulle de gaz, vous n'avez absolument pas remis vos doigts en place. C'est pareil pour une vertèbre ou pour un bassin : on ne remet rien en place en faisant craquer. En revanche, cela peut correspondre à l'attente du·de la patient·e, et le thérapeute adapte son outil en fonction. Mais l'effet réside, encore une fois, dans l'attente et les croyances de la personne qui consulte, ainsi que dans le contexte.

Travailler sur la globalité du corps

La consultation commence par un échange avec la patiente qui présente le motif de sa venue. J'aime poser des questions ouvertes pour ne pas orienter les réponses de la personne. C'est avec ses mots, avec ses sensations qu'elle m'exprimera sa gêne, sa douleur ou/et son incapacité. Dès ce premier échange, la globalité prend tout son sens car on questionne aussi l'environnement, l'état psychique et émotionnel de la personne, ses habitudes, ses activités... Quelle période traverse-t-elle ? Est-elle fatiguée, angoissée ? Par la suite, le mouvement entre en jeu et, encore une fois, c'est le corps de la patiente qui exprime dans quel mouvement il est dérangé. Mon but ici est de proposer des mouvements antalgiques, dans lesquels elle est confortable. D'un commun accord, je mets en place avec la patiente une structure, un déroulé de séance dans lequel elle peut se saisir des différents outils de ma prise en soin. À partir de là, la thérapie manuelle peut entrer en jeu (des pieds à la tête), mais elle reste une option parmi tant d'autres.

Pour être plus précis, ce travail sur la globalité du corps consiste à partir des pieds et à remonter jusqu'à la tête. Ce faisant, nous passons par toutes les chaînes musculaires, toutes les articulations... de manière à le mettre en mouvement, afin de vérifier que tous ces tissus sont mobiles. Tout au long de la séance, la communication avec la patiente est essentielle. Grâce au contact visuel, je peux ainsi déceler les endroits où la mobilisation n'est pas confortable, où cela bloque... On passe ainsi en revue tout le corps. Ceci explique pourquoi certaines consultations peuvent durer une heure. On prend vraiment le temps, sur chaque mouvement, de vérifier son amplitude, de détecter ce qui peut être amélioré...

Comme je le disais plus haut, on envisage aussi la personne dans la globalité de son environnement. Et cela ne peut se faire que dans la discussion. En fait, la consultation est un échange, une discussion. L'objectif est de pouvoir ensuite donner à la patiente des outils pour la soulager, ou bien de l'aiguiller vers d'autres confrères·consœurs si nécessaire (kiné, sage-femme, gynécologue, psychologue...). Car mon travail, c'est aussi de trouver l'outil, le mouvement, la posture le ou la plus adapté·e à la personne, qui n'est bien sûr pas le·la même pour tout le monde. Pour cela, il faut beaucoup de communication et surtout beaucoup d'empathie. L'objectif étant toujours de lui dire : « Je ne vais pas révolutionner les choses, mais je peux vous proposer des outils qui peuvent être intéressants pour vous. Et si vous voulez les mettre en place en couple, avec votre partenaire, je suis sûr que cela pourra vous aider. »

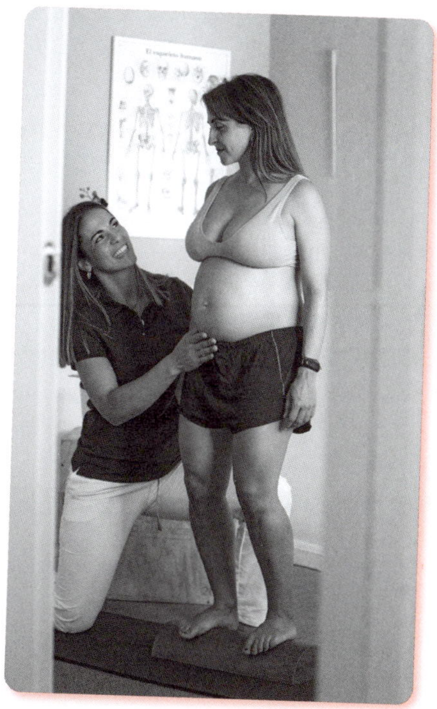

Je me souviens que, lors de mes études, on nous répétait constamment que les ostéopathes sont des globalistes du corps. Surtout par comparaison aux médecins qui, eux, ont soi-disant une approche très linéaire. C'était ce que nous disaient les profs, mais bien heureusement de nombreux médecins ont une vision plus globale ! En réalité, plus j'avançais dans les études, plus j'avais du mal à voir cela se concrétiser lors des consultations. La plupart du temps, le patient s'allongeait sur la table, et il était incapable de dire, à la fin de la séance, ce que l'ostéopathe avait fait. En cinquième année, j'ai pris l'habitude, à chaque début de séance, de demander au·à la patient·e s'il ou elle avait des attentes sur cette consultation. Je sais que cela énervait mes profs, on me disait : « Ton·ta patient·e veut que tu règles son problème, c'est tout, il ou elle n'attend rien d'autre. » Or, cette question, je l'ai toujours conservée car je suis sûr qu'elle permet de creuser un peu plus le motif de la consultation. Et aujourd'hui, je leur pose même une autre question à la fin : ce qu'ils ont retenu de la séance, et si cela leur a apporté quelque chose.

Derrière le motif premier de la consultation, le problème est parfois tout autre. Je me souviens d'une future maman qui, un jour, m'a confié qu'elle venait me voir « pour se sortir du quotidien ». Sur le coup, cela m'a un peu surpris, alors j'ai creusé sa demande avec elle. Elle m'a confié que, depuis qu'elle était enceinte, son compagnon était dans un rejet total, qu'il pouvait même se montrer assez violent verbalement. Grâce à notre discussion, elle a pu prendre conscience de cette problématique. Et, de mon côté, j'ai pu l'orienter vers une sage-femme et une psychologue pour un suivi plus adapté. Derrière une plainte, derrière un simple « J'ai mal au dos », il peut donc y avoir quelque chose de plus profond et, à mon sens, c'est le rôle de l'ostéopathe de se servir justement des mots du·de la patient·e pour creuser les choses, tout en restant toujours, bien sûr, très ouvert.

Quel accompagnement pour la femme enceinte ?

En ostéopathie, on vient avec un motif, qui est le plus souvent la douleur. Pendant la grossesse, c'est le même principe. Voilà pourquoi il ne s'agit pas de dire à la patiente qu'il faut revenir faire une séance tous les quinze jours ou tous les mois. On vient quand on en a envie, et surtout quand on en ressent le besoin.

En fin de grossesse, les problèmes de mauvaise position du bébé sont un motif plutôt courant de consultation. Encore une fois – je me répète – l'ostéopathe ne peut pas se positionner face à ces problématiques, il ne peut qu'accompagner, écouter et proposer des outils ou une prise en soin globale, non spécifique et avec le consentement éclairé de la patiente. Il m'arrive d'avoir ces retours de mamans dont le bébé s'est retourné à la suite d'une séance. C'est toujours gratifiant, mais je ne me positionne pas comme pièce centrale de l'événement. C'est un tout, j'ai simplement été, à un instant T, une pièce apportée de plus à l'édifice.

Je reçois aussi parfois des futures mamans qui ont dépassé le terme. Bien souvent, ce sont des femmes stressées et angoissées. Dans ce cas, la consultation d'ostéopathie fonctionne toujours sur le même principe : comprendre les attentes de cette patiente, mais ne pas lui vendre du rêve (en lui disant par exemple : « Je vais faire cette manœuvre, et demain vous accoucherez. »). Au contraire, mon travail est de lui dire : « Je ne peux avoir aucune certitude ; en revanche, je peux vous aider à mobiliser votre corps. Nous pouvons aussi échanger car je sens que quelque chose vous stresse, vous angoisse ; je peux peut-être aussi vous donner quelques conseils pour vous détendre : des exercices de respiration, de l'autohypnose, quelques points à masser… »

Impliquer aussi le coparent

Quand j'ai décidé de me spécialiser dans la périnatalité, je voulais que les papas ou les coparents soient très présents. Dans cette approche globale, il me semble évident de mettre le·la partenaire dans la boucle, sinon cela n'a pas de sens. Quand une femme enceinte vient en consultation, j'ai pris l'habitude de voir le coparent pour lui donner quelques outils pour accompagner la future maman, par exemple quelques points de réflexologie ou d'accupressure pour aider à libérer les tensions. Ce sont des outils faciles à saisir pour le coparent et, au-delà d'un effet scientifiquement prouvé, ils renforcent surtout le lien d'attachement en mettant le toucher, et donc la communication, au centre du couple. C'est en ce sens que ces outils ont selon moi toute leur place : ils peuvent non seulement aider à répondre au mieux à l'attente de la future maman, mais donnent aussi l'occasion d'un échange avec le coparent, fortifiant ainsi le lien autour de cette maternité.

Aujourd'hui, les futurs papas sont de plus en plus impliqués dans la grossesse et l'accouchement. On leur donne un rôle, ou plutôt, on leur laisse cette possibilité de jouer un rôle. Bref, on leur fait confiance tout simplement. Lors des consultations, j'utilise par exemple quelques points pour soulager des douleurs ligamentaires des futures mamans. Et souvent, quand je leur demande s'ils veulent, eux aussi ; apprendre à les traiter, ils me répondent : « Mais je ne saurais pas le faire… » Alors je leur montre concrètement, je leur fais poser les mains sur leur compagne et je leur fais masser ces points. Puis, avec un petit clin d'œil à la maman, je dis à ma patiente : « Alors, vous sentez… ça fait du bien non ? » Je voudrais dire que nous sommes tous capables de prendre soin de quelqu'un. C'est donné à tout le monde, il suffit d'ouvrir son cœur. Je constate souvent que les papas se mettent beaucoup de barrières. En réalité, il faut juste qu'ils arrêtent de se dire : « Ah non, mais ce n'est pas ma place. » Car si, c'est bien leur place.

Un exercice à faire à deux pour soulager la maman

Vous, la maman, placez-vous face à une table, et fléchissez-vous pour poser vos mains (ou vos avant-bras) sur la table. Le futur papa ou coparent se positionne derrière vous et passe ses mains sous votre ventre, pour ressentir son poids et le soulever délicatement afin de vous « alléger ». Cet exercice tout simple permet de soulager la pesanteur ressentie par la future maman, ainsi que son dos, ou toutes les tensions qu'elle peut éprouver dans son corps. Il permet aussi de développer la communication car le papa ou le coparent doit trouver le juste milieu pour ne pas appuyer sur le ventre de sa compagne, et le soulever en douceur. La future maman, elle, va le guider. Ainsi, le papa ou le coparent prend vraiment conscience du poids que représente le ventre maternel. C'est aussi, je trouve, un câlin magnifique à partager durant la grossesse.

Exercice de respiration : mobiliser le diaphragme et détendre le haut du corps

J'ai constaté que de nombreuses femmes enceintes respirent mal, uniquement avec le thorax. Cela s'explique assez aisément : le diaphragme (qui est le muscle de la respiration) est très sollicité et mis sous pression pendant la grossesse. Cela leur occasionne souvent de fortes douleurs dans le haut du corps.
Je leur propose alors ce simple exercice : poser une main sur le thorax, et l'autre sur le ventre (ce qui permet d'ailleurs aussi de créer du lien avec leur bébé). Ensuite, je leur demande d'observer le mouvement de leurs mains quand elles respirent, puis de faire en sorte que leur ventre se gonfle à l'inspiration (et pas l'inverse), puis se dégonfle à l'expiration. J'aime beaucoup donner l'image d'une voile au vent : la voile étant le ventre, et le vent la respiration qui s'y engouffre. Le thorax, lui, est la carapace qui protège les organes vitaux (cœur, poumons). Il ne permet pas cette souplesse que peut offrir l'abdomen.

À mes yeux, Morgan définit parfaitement ce qu'est le « prendre soin ». Il ne s'agit pas simplement d'une question de pratique ou de techniques, mais bien d'aborder l'être humain dans son ensemble, avec ses émotions, son histoire, son environnement tout entier. C'est la clé pour prendre en soin convenablement et efficacement les personnes. C'est d'ailleurs, je pense, le point de toutes ces personnes qui interviennent dans cet ouvrage : une approche holistique.

« C'est le patient qui sait » : voilà une autre phrase clé avec laquelle je suis à 100 % d'accord. C'est comme le Thérapeutique Bain Bébé : le bébé est capable de nous dire ce dont il a besoin ; il faut juste être là, suffisamment présent, suffisamment disponible. C'est la clé pour comprendre beaucoup de choses !

Pour contacter Morgan
Instagram : @eau_dela

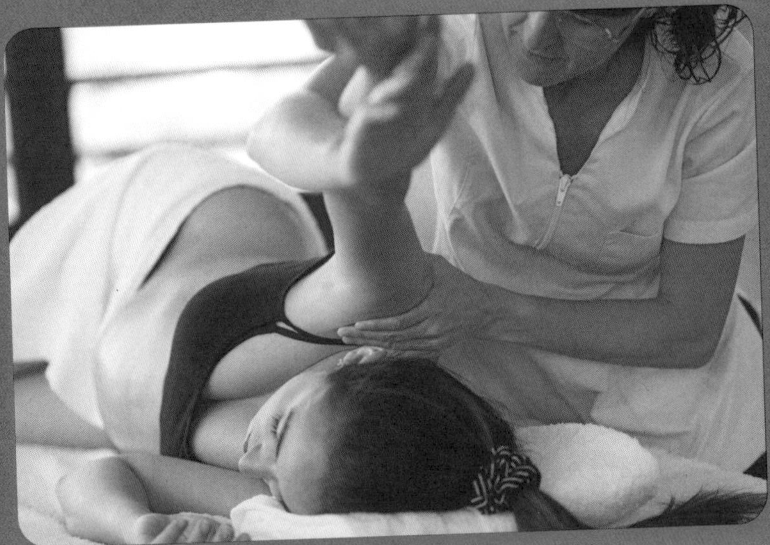

ELLES RACONTENT…

« Enceinte de huit mois de mon deuxième enfant, je savais que si mon bébé ne se mettait pas « dans l'axe » (il était en transverse), j'aurais été contrainte de programmer une deuxième césarienne et ainsi de faire le deuil d'un accouchement par voie basse pour toujours. Au-delà des douleurs, c'était très anxiogène pour moi et je n'arrivais plus à profiter de ces derniers moments avant l'accouchement… Je suis allée voir Morgan sur les conseils de ma sage-femme. J'appréhendais un peu la séance, je craignais que ce soit douloureux. Finalement, nous avons beaucoup échangé, il s'est attardé sur mes attentes, mes peurs et certaines croyances que je pouvais avoir. Il a su désamorcer ce stress avec douceur et empathie. Tout au long de la séance, qui a duré une bonne heure, il prenait le temps de m'expliquer les choses avant chaque mobilisation, et me demandait toujours s'il avait mon accord. J'ai senti mon bébé se retourner durant la séance, c'était très émouvant. Morgan qui est aujourd'hui mon ostéo, a toujours nié son implication dans cet événement et me répondait toujours « Vous avez fait un beau travail d'équipe ». Enceinte de mon troisième aujourd'hui, je retiens ce petit conseil qu'il m'avait donné : placer mes mains sur le bas de mon ventre pour que bébé vienne chercher le contact. »

Marie-Pierre

« Première séance d'ostéopathie pour moi. Un peu stressée car je ne savais pas à quoi m'attendre. Mon chéri est venu avec moi et il souhaitait m'attendre dans la salle d'attention, mais Morgan l'a grandement encouragé à venir en séance. Je venais pour des douleurs lombaires. J'avais des antécédents difficiles vis-à-vis du toucher, étant autiste qui plus est. C'est la première chose que j'ai dite à Morgan. Il s'est tout de suite adapté, m'a demandé de rester habillée, a fermé le store, a laissé une toute petite lumière et le plus drôle dans tout ça, il a demandé au papa de l'accompagner dans les mobilisations. Celui-ci n'était pas très à l'aise, mais il s'est beaucoup investi pendant la séance et en garde un très bon souvenir. Il a quasiment fait toutes les mobilisations et Morgan l'a encouragé à les refaire dès que j'en ressentais le besoin. On a conservé ces petits moments tout au long de la grossesse. »

Raphaëlle

La sophrologie : détendre le corps et apaiser le mental

Avec Odile Khalifat, infirmière puéricultrice et praticienne en sophrologie

La grossesse est une période de grands bouleversements et remaniements psychiques et émotionnels, sans oublier le physique du corps qui évolue, se transforme pour laisser la place au bébé et préparer la naissance. Cette étape peut donner lieu à diverses émotions mêlées, à la fois de l'inquiétude et de la joie, des projections anxieuses, de l'excitation, de l'impatience de découvrir son bébé et de la peur. La sophrologie accompagne cette transition dans la vie de la femme et du couple en amenant la future maman à vivre son corps en présence, à identifier ses émotions, tout en apportant confiance et sérénité pour vivre sereinement la grossesse et l'accouchement. Elle s'appuie sur la combinaison de la respiration, visualisation, relaxation et relaxation dynamique par le mouvement.

Voir son corps se transformer au fil des semaines, accoucher, devenir parent… autant de motifs d'inquiétudes pour de nombreuses futures mamans. Je voudrais d'abord dire que ces angoisses sont légitimes, car la grossesse est une véritable aventure, presque un saut dans l'inconnu. Mais elle est tellement fabuleuse quand on la vit pleinement. C'est justement ce que permet la sophrologie : apporter cette confiance en soi nécessaire pour permettre à la femme de se trouver dans un état émotionnel plus harmonieux, plus serein, qui lui permettra d'être véritablement actrice de son accouchement.

J'apprécie tout particulièrement cet accompagnement pendant la grossesse car il permet de se préparer à la fois mentalement et physiquement à l'accouchement. Il propose différents outils, et je pense que chacune peut y trouver ceux qui lui conviennent.

Je définirais donc la sophrologie par ces trois mots : apaisement, sérénité, confiance en soi... Mais je laisse ici la parole à une experte qui vous en parlera mieux que moi. Infirmière puéricultrice, Odile accompagne depuis longtemps des mères et des futures mamans atteintes de troubles psychiques. Constatant que le corps était finalement assez peu exploré, que ce soit du côté de la mère ou de celui du bébé, elle a décidé de puiser des ressources dans d'autres pratiques, afin de proposer un accompagnement plus complet et plus en accord avec son approche. Elle s'est formée en sophrologie il y a une quinzaine d'années, avec une spécialisation en périnatalité. Aujourd'hui, elle se définit avant tout comme une infirmière puéricultrice utilisant, pour accompagner les parents en pré- et en postnatal, les outils de la sophrologie caycédienne (du nom de Caycedo, le créateur de cette approche, comme l'explique Odile juste après).

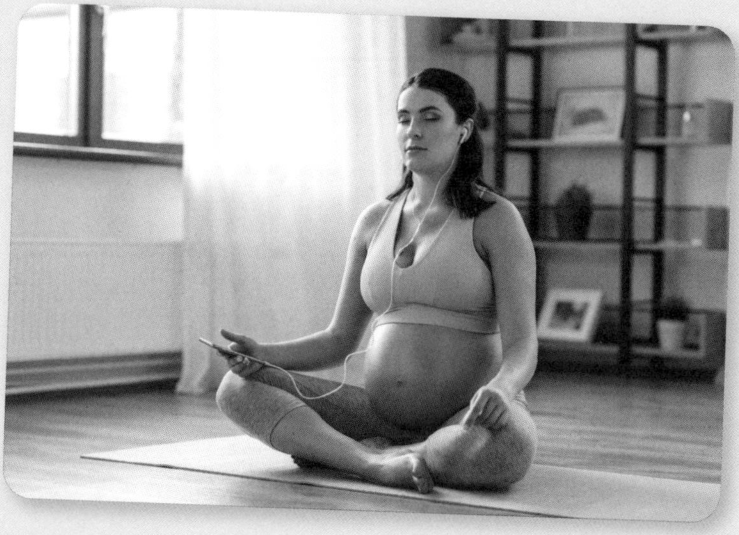

La sophrologie a été créée par un neuropsychiatre colombien, le docteur Alfonso Caycedo, dans les années 1960. À l'époque, la psychiatrie était basée sur une approche principalement médicamenteuse, et sur des traitements lourds, notamment à base d'électrochocs. Alfonso Caycedo, lui, a très tôt l'idée de développer une nouvelle approche orientée sur l'étude de la conscience et sur les méthodes destinées à développer son équilibre. Il crée une nouvelle discipline qu'il baptise « sophrologie », basée sur les termes grecs *sos*, équilibre, *phren*, conscience, esprit, et *logos*, étude. Ainsi, la sophrologie est l'étude de la conscience en équilibre. Il s'intéresse ensuite au yoga, et surtout à la présence du corps dans cette pratique, ce qui l'incite à en faire l'un de ses fondements.

Au départ, la sophrologie a des applications médicales, puis elle se répand très vite dans le monde sportif (de nombreux athlètes l'utilisent ainsi pour stimuler leur concentration et leur confiance en soi), dans le monde de l'entreprise, et puis dans l'accompagnement périnatal. On peut aussi utiliser cette approche avec les enfants, à l'école, ou encore avec les personnes âgées.

Se reconnecter à soi-même

On peut définir simplement la sophrologie comme un médiateur psycho-corporel qui permet d'amener, dans un premier temps, une détente musculaire. C'est comme une porte d'entrée : on a d'abord besoin d'ouvrir la porte du corps, grâce à cette détente, pour pouvoir ensuite travailler avec la respiration, la concentration, les mouvements et les visualisations, qui sont les quatre outils de la sophrologie. Cette détente musculaire permet de prendre conscience de son corps, de sa forme, de sa capacité à vivre des choses et à se détendre. Lors d'un accompagnement à l'accouchement, cette première étape de prise de conscience du corps est indispensable, je dirais même que c'est la base. La sophrologie permet ainsi d'accompagner les modifications corporelles de la grossesse et les douleurs de l'accouchement.

La future maman se met à l'écoute de ses sensations physiques, des modifications de son corps (qui sont plus ou moins bien acceptées), de ses petits maux de grossesse, et de ses émotions. Autrement dit, la sophrologie permet de s'approprier son corps pour en être actrice, ce qui est essentiel lors d'une grossesse et d'un accouchement. Il est toutefois important de souligner que ce n'est pas une préparation à l'accouchement, comme ce que peut proposer une sage-femme : il s'agit plutôt d'un accompagnement psychoémotionnel sophrologique à la naissance. Ce qui n'empêche pas, en pratique, de transmettre des techniques de relaxation et de respiration pour accompagner l'accouchement.

Le pouvoir de la voix

L'outil majeur de la sophrologie, c'est la voix du sophrologue. Lors des séances, j'accompagne la future maman par la voix, via des propositions, afin de la laisser descendre petit à petit dans un état modifié de conscience. Cet état, par la relaxation, assouplit le corps. Une fois cette porte d'entrée franchie, on commence à travailler sur la respiration. Celle-ci a de nombreux pouvoirs, entre autres celui de se connecter à soi-même et de laisser à distance tout ce qui nous encombre au quotidien, notamment toutes les pensées, les projections et les peurs autour de l'accouchement. Et elles peuvent être très diverses. Je pense à l'exemple de cette maman dont l'obsession était que son bébé soit handicapé. Nous avons donc, pendant toute la grossesse, travaillé sur ce point précis. Le but de la sophrologie est au final de relier le corps à l'esprit. À partir du moment où l'on parvient à relâcher le corps, il y aura une action sur le mental. En apaisant le corps, on arrive à calmer les pensées.

Mobiliser ses ressources internes pour mieux gérer les douleurs

L'objectif de la sophrologie est aussi de faire émerger les ressources internes de la future maman. Il peut s'agir des ressources qu'elle connaît et qu'elle utilise déjà au quotidien, mais aussi des ressources qu'elle ne connaît pas encore ou qu'elle a laissées enfouies. Car la sophrologie, c'est aussi apprendre à se regarder un peu comme si c'était la première fois, sous toutes ses dimensions, et de la manière la plus objective possible et avec le plus de bienveillance possible. Pour expliquer cela à mes patientes, j'utilise souvent l'image d'un jeune enfant qui voit pour la première fois un stylo : il ne peut pas dire s'il est beau ou pas, s'il est écrit bien ou pas... C'est ce regard d'enfant sur soi-même que la sophrologie invite à retrouver.

Le but des séances de sophrologie est de rendre les futures mamans autonomes, et non dépendantes du·de la praticien·ne. Elles enregistrent les séances, et entre deux rendez-vous, elles ont pour mission de « s'auto-sophroniser ». L'idée est qu'elles se détachent de la voix du·de la praticien·ne afin de pouvoir utiliser toutes seules les outils qu'elles auront identifiés, au moment où elles en auront besoin, pendant la grossesse ou lors de l'accouchement.

Les sujets traités

Pendant les séances, nous abordons aussi beaucoup de ce qu'il va se passer pendant l'accouchement, et notamment des contractions. L'objectif de la sophrologie, comme je l'expliquais juste au-dessus, est en effet de se créer une « boîte à ressources » dans laquelle la future maman pourra puiser le moment venu, et notamment au moment des contractions. Les exercices de respiration seront bien sûr très utiles pour gérer la douleur pendant ces phases, mais on s'intéresse aussi à ce qui se passe entre les contractions. Le but est que la maman puisse ne pas se fatiguer inutilement en conservant cet état « sophrologique », en restant dans le moment présent via le relâchement du corps et le travail de la respiration. L'intérêt de la sophrologie est d'amener une dimension corporelle et dynamique à la grossesse et à l'accouchement. Le travail sur la respiration est réel : les futures mamans vont inspirer, expirer, aller chercher leur périnée, le visualiser... La sophrologie, c'est vraiment ici et maintenant.

Pendant mes accompagnements, je propose également une séance de sophromnésie. C'est une invitation à retourner dans le passé, à retrouver un moment de sa vie qui a été marqué par une réussite. Il ne s'agit pas forcément d'une réussite extraordinaire, ni d'un moment très proche, car on peut remonter très loin dans le passé, jusque dans l'enfance. Le but est de faire réémerger à la mémoire cette situation, et, surtout, toutes les ressources qui ont été nécessaires pour y arriver, afin que la future maman puisse s'en resservir le jour J. Ces ressources qu'elle a déjà mobilisées efficacement dans sa vie peuvent ainsi, grâce à la visualisation, être utilisées pour la longueur d'un accouchement, la douleur, la fatigue, etc. L'idée de la sophrologie est de pouvoir s'adapter à tous les possibles, sans être submergée, paniquée. Parce que bien sûr, plus on panique, plus la douleur sera présente. Le tout en prenant toutes les précautions nécessaires, car personne ne sait, ni le médecin, ni la sage-femme, ni moi-même ni même la future maman comment se passera le jour J. La sophrologie permet de s'y préparer très concrètement, et de fournir cette fameuse boîte à ressources offrant à son corps et à son esprit les moyens de s'adapter quelle que soit la situation qui se présentera.

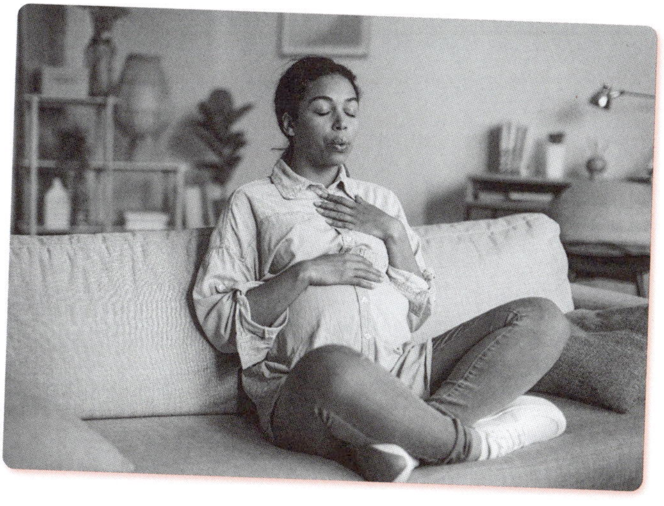

Chaque accompagnement est différent

L'accompagnement en sophrologie commence idéalement au cours du deuxième trimestre de la grossesse. Pour ma part, je préfère attendre cinq mois, une fois que l'échographie morphologique a été réalisée. Mais bien sûr, cet accompagnement peut débuter avant, pour les mamans qui en ont besoin. Par exemple, j'accompagne en ce moment une maman enceinte après un deuil périnatal : pas question d'attendre dans ce cas que sa grossesse soit aussi avancée. En réalité, chaque accompagnement est différent car chaque femme vient avec son histoire, avec l'histoire de son couple, et l'histoire de son enfant qui grandit dans son ventre. Chacune a aussi son propre ressenti, et ses propres demandes. Certaines viennent parce qu'elles ont peur de l'accouchement ; d'autres craignent la douleur ; d'autres encore ont plutôt peur de l'après, de devenir mère. Certaines viennent parce qu'elles veulent tomber enceintes mais ont une vraie phobie de l'hôpital ; d'autres parce que, dans leur projet de naissance, elles ne veulent pas de la péridurale. Enfin, certaines femmes viennent aussi dans le cadre d'un parcours de PMA pour préparer au mieux le nid de leur futur bébé, ou encore, comme pour le cas de la future maman dont je viens de parler, après un deuil périnatal, pour recréer un nouveau nid en incluant l'existence de cet enfant précédent... Bref, de nombreux cas de figure sont possibles. En règle générale, mon accompagnement se poursuit sur cinq séances, et il se termine à 37 semaines parce que, à partir de cette date, l'accouchement peut avoir lieu à tout moment. Mais les futures mamans sont prêtes. Elles ont fait leur dernière séance, et leur bagage sophrologique est au complet. Elles sont désormais autonomes pour vivre leur accouchement.

De nombreuses femmes, en particulier les primipares, viennent aussi parce qu'elles sont déçues de l'accompagnement classique. Depuis la crise du Covid-19, les ateliers de groupe n'existent quasiment plus dans les hôpitaux, et toutes les futures mamans ou presque se tournent vers les sages-femmes libérales. Beaucoup me disent que c'est intéressant, parce qu'elles apprennent énormément de choses sur leur corps et sur l'accouchement.

Mais elles sont aussi très nombreuses à constater qu'il s'agit d'un accompagnement hypermédicalisé, et qu'il leur manque quelque chose. Les femmes qui ont déjà eu un enfant, elles, ne font pas forcément de préparation classique à l'accouchement en parallèle. La plupart viennent parce qu'elles ont mal vécu leur premier accouchement, ou parce qu'elles n'ont pas eu le temps d'investir leur grossesse pour leur premier enfant et qu'elles veulent, pour ce deuxième, faire les choses différemment. Aujourd'hui, je constate que les mamans sont souvent à la recherche de moyens leur permettant de vivre pleinement leur accouchement, en étant actives, et de techniques leur permettant aussi de gérer au mieux la douleur afin de ne pas se laisser déborder par les peurs. Et c'est ce que leur offre la sophrologie.

Créer l'espace pour ce bébé

La sophrologie est aussi, à mon sens, un merveilleux outil pour préparer le post-partum, et même selon moi, une véritable prévention contre la dépression du post-partum. En s'occupant de la future maman, on soigne aussi la relation à venir avec le bébé. J'accorde une attention toute particulière à ce sujet, qui a toujours été très présent dans mon parcours professionnel. Lors des séances, il est important pour moi de « projeter » la future maman dans l'après, dans sa vie avec ce bébé. L'objectif est d'oser imaginer cet enfant, et de pouvoir capter cette nouvelle vie. Certaines mamans sont tellement tétanisées à cette idée qu'elles n'imaginent rien du tout. Or il est essentiel de s'y préparer !

Pour cela, je travaille sur les sens, le goût, l'odorat... mais bien évidemment aussi sur le lien mère-bébé. En effet, de nombreuses mamans arrivent à mes séances épuisées. Elles sont à fond dans leur travail, dorment très mal ou peu, et beaucoup me disent : « Je n'ai absolument pas le temps de penser à mon bébé, on verra après ». Mais « après », c'est trop tard, il est important de prendre le temps d'investir sa grossesse, de penser à ce bébé, de créer le lien avec lui. Nous travaillons donc beaucoup sur ce point lors des séances.

En pratique, grâce à la respiration, je vais accompagner la future maman à créer l'espace pour son bébé. Nous travaillons sur ce que j'appelle un « lien lumineux » que je les laisse imaginer. La respiration envoie ainsi à ce bébé de la chaleur, de la connexion, de la présence. Et les résultats sont véritablement incroyables : certains bébés qui ne bougeaient pas du tout commencent à se manifester, on les voit s'agiter dans le ventre de leur mère !

Le coparent, une place essentielle

Je propose au coparent d'être présent lors de la première et de la dernière séance. Mais ce n'est pas une obligation et chacun fait comme bon lui semble : certains ne viennent jamais, d'autres respectent à la lettre ma proposition, d'autres écoutent les séances enregistrées à la maison... et d'autres encore sont présents à toutes les séances.
La première séance, assez générale, permet de comprendre ce qu'est la sophrologie, et de l'expérimenter soi-même. C'est assez drôle car tous les coparents s'endorment pendant cette première séance. Lors de la dernière séance, je passe en quelque sorte le relais au père ou au coparent, car c'est lui qui va prendre ma place pendant l'accouchement. Au fil des séances, nous rassemblons des « mots-colis », c'est-à-dire des mots importants et évocateurs pour la future maman, et qui auront le pouvoir de la replonger dans cet état de détente musculaire propre à la sophrologie juste en étant prononcés. Lors de la dernière séance, je leur fais noter dans un petit livret tous ces termes importants mais aussi des couleurs, des sensations, des symboles antistress, un petit schéma sur la respiration... Ainsi, ils repartent, eux aussi, avec ce bagage de ressources qu'ils pourront utiliser pour accompagner la future maman le jour J. C'est aussi le même principe pour le lieu ressource (voir exercice ci-après).

Exercices

Je vous propose ci-après deux petits exercices que vous pouvez pratiquer avec les fichiers audios accessibles via ces deux QR codes.

- Le premier est une séance de base pour prendre conscience de la présence de son corps et de sa capacité de concentration.
- Le second est une séance axée sur ce que l'on appelle « le lieu sûr » ou « le lieu ressource », un lieu que l'on va chercher au cœur de son imagination, et dans lequel vous pouvez revenir lors de votre accouchement.

Les femmes enceintes que je rencontre et qui ont fait de la sophrologie pendant leur grossesse me racontent souvent qu'elles continuent à utiliser ces outils très longtemps, en fonction de leurs humeurs ou des événements de la vie. Même pendant leur séjour en maternité, elles réussissent à se mettre dans cet état « sophrologique » qui leur fait tellement de bien... La voilà la magie de la sophrologie : offrir des outils qui pourront servir toute la vie. Grâce à Odile, j'ai aussi découvert que la sophrologie pouvait donner une vraie place au coparent pendant la grossesse et l'accouchement, ce qui me paraît essentiel pour renforcer le lien dans le couple et tisser déjà un lien sécure avec le bébé.

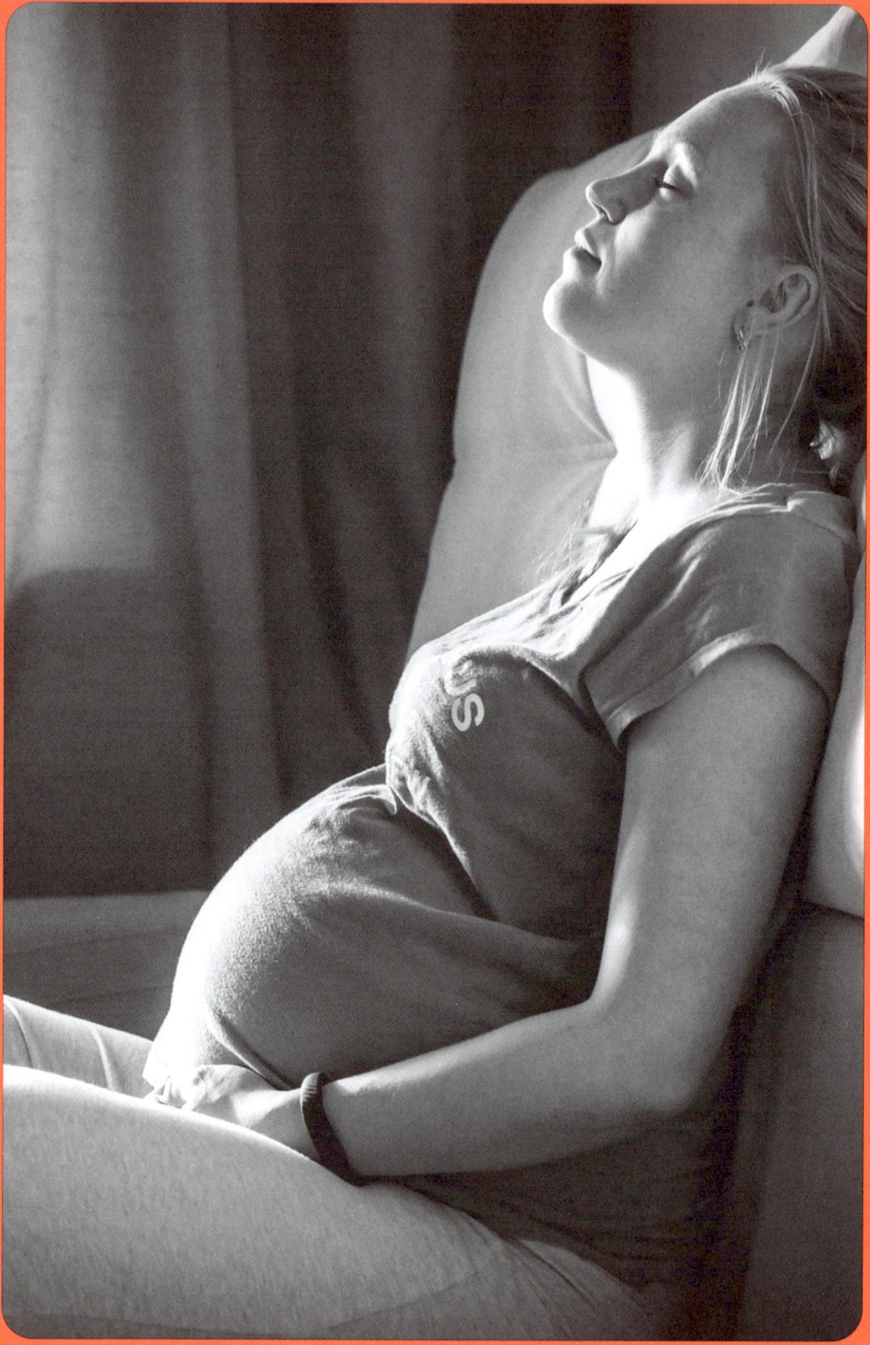

Comment trouver un·e sophrologue ?

Il faut savoir qu'en France, la profession de sophrologue est non réglementée : aucun diplôme, certificat ou autre ne peut être légalement exigé pour s'installer. En revanche, une formation est indispensable pour attester du sérieux du·de la praticien·ne. N'hésitez pas à demander le CV à la personne que vous allez consulter. Si vous cherchez un·e praticien·ne, sachez que chaque école de formation propose un annuaire de ses élèves. Pensez à vérifier les références de l'école, sa durée d'existence, sa certification... Vous pouvez aussi vous renseigner auprès de la Chambre syndicale de la sophrologie : elle propose notamment sur son site Internet une page détaillant les différents diplômes. Cependant, n'oubliez pas que la seule formation ne présage pas de la qualité du·de la sophrologue.

Le bouche-à-oreille est aussi une très bonne piste pour trouver la bonne personne : vous pouvez vous référer aux conseils de vos proches mais aussi aux recommandations de professionnel·le·s de santé (sage-femme, ostéopathe, etc.). N'hésitez pas à prendre contact avec le·la sophrologue pour échanger et lui poser les questions qui vous semblent importantes. Et n'hésitez pas à en changer si le courant ne passe pas.

En ce qui concerne plus spécifiquement l'accompagnement à la naissance, faire appel à un professionnel·le de santé spécialisé·e dans ce domaine qui s'est ensuite formé·e à la sophrologie est un vrai plus.

Pour contacter Odile

Site web : www.sophrologie-vincennes.com

Instagram : @sens.etre.perinatalite

ELLES RACONTENT…

« Lors de mon accouchement, j'ai été déclenchée… Au début j'ai eu beaucoup de mal à appliquer les techniques de respiration vues lors des séances de sophrologie, je coupais totalement mon souffle. Mais j'ai fini par réussir à trouver ma « métaphore » pour les contractions : un énorme nuage sur lequel je devais souffler pour qu'il parte. Ça m'obligeait donc à respirer ! J'ai tout de même fini par demander une péridurale car c'était devenu vraiment trop insupportable. Mais je ne regrette absolument pas, tout s'est très bien déroulé et les sages-femmes ont été géniales (sans oublier mon compagnon !). Merci encore pour votre accompagnement tout au long de ma grossesse, cela m'a bien aidée à me recentrer durant la phase de travail. Une fois que j'ai eu la péridurale, j'ai pu me concentrer plus facilement sur ma respiration et cela m'a apaisée. »

Marie

« Lors de ma quatrième grossesse, que je croyais être la dernière, j'avais décidé d'accoucher sans péridurale. Il allait de soi qu'il me fallait mentalement me préparer pour y arriver. Issue d'une famille travaillant dans le domaine de la psychologie et étant une grande stressée, je connaissais déjà la sophrologie pour l'avoir expérimentée plus jeune. Je savais que cela serait un outil indispensable et nécessaire. J'ai donc cherché une sage-femme qui préparait en sophrologie. Miracle : il y en avait une à 400 mètres de chez moi. C'est donc Peggy qui m'a accompagnée durant quatre mois deux fois par semaine. On a travaillé sur ma grossesse, mes peurs et mes images mentales, mes lieux ressource… J'ai visualisé en séance le prétravail, mon accouchement, l'arrivée de mon bébé sur moi. Et le jour J, c'est grâce à mes images mentales, à mon lieu ressource qui était la mer et la sensation du soleil sur ma peau que j'ai réussi. Je réentendais la voix de Peggy dans mon oreille comme si elle était à côté de moi pour me guider et me rassurer. La sophrologie m'a donc permis d'accueillir ma fille, mon quatrième bébé, sereinement et sans péridurale. J'ai réitéré pour ma cinquième grossesse. La vie et les difficultés de cette grossesse m'ont conduite à avoir une péridurale dilatée à sept, et la sophrologie m'a accompagnée jusqu'à ce stade. Je le conseille durant la grossesse pour évacuer le stress, pour se connecter à soi, ses sensations et donc à son bébé. »

Anaïs

« Mon premier accouchement ayant été long et difficile, avec des conséquences pour bébé à la naissance, je me suis tournée vers la sophrologie en préparation à la naissance afin de pouvoir m'aider au mieux à gérer ce moment. Je sentais que j'avais besoin d'apprendre des techniques de détente, afin de pouvoir aider au mieux bébé à descendre le jour de l'accouchement. J'ai fait huit séances, une par semaine. Lors des séances, on apprenait des techniques afin de pouvoir gérer la douleur avec des techniques de respiration, des positions sur le ballon, comment réussir malgré la douleur et les interventions des professionnels à se mettre dans sa bulle. Durant les séances, cela me faisait aussi beaucoup de bien, la connexion avec mon bébé, la détente, ce moment pour nous. J'ai réussi à utiliser la sophrologie au moment des contractions douloureuses, en me mettant dans ma bulle, ne pensant qu'à une chose, à la descente de mon bébé. Mon second bébé est né rapidement, physiologiquement, sans péridurale. C'est une belle expérience et je recommande aux futures mamans qui ressentiraient le besoin de se détendre pendant la grossesse afin de mieux appréhender l'accouchement. »

Laura

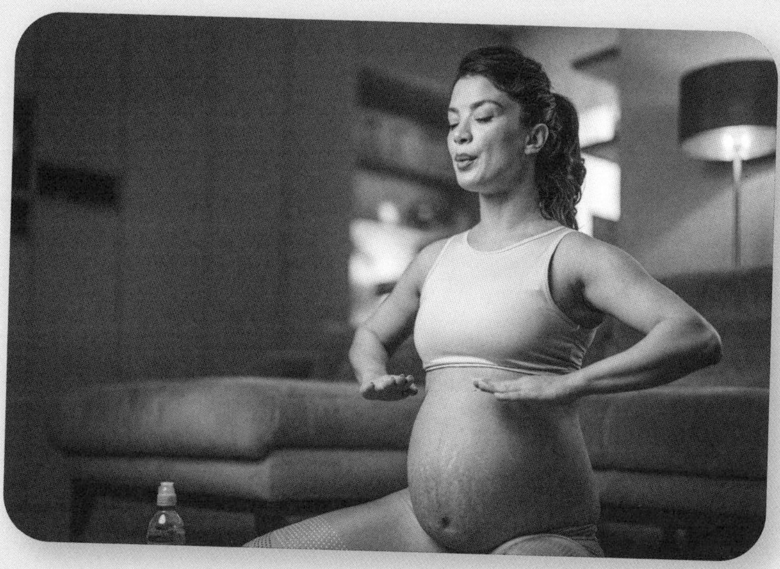

L'hypnose : trouver en soi toutes les ressources nécessaires

Avec Albane Templier, accompagnante périnatale et praticienne en hypnose

J'ai toujours été assez interpellée par l'hypnose. Je m'intéressais surtout à ces interventions chirurgicales qui se faisaient dans cet état, et pas à cette hypnose que l'on peut voir à la télé ou en spectacle, lorsque les participants se transforment en poules, ou tout autre chose, ce qui est bien différent de l'hypnose thérapeutique.

J'ai goûté à l'hypnose il y a à peu près dix ans. Je suis allée voir un médecin hypnothérapeute pour une raison très particulière : j'avais, à la suite d'un traitement, de grosses douleurs articulaires. Là où la médecine classique me proposait de prendre des antidépresseurs ou un traitement antiépileptique, j'espérais une solution bien plus douce.

Je me suis très vite sentie en confiance avec ce médecin. Je conseille d'ailleurs vraiment à toutes les personnes qui ont l'intention de suivre des séances d'hypnose, de faire appel à un·e professionnel·le de santé. Il m'a d'abord rassurée sur mes douleurs, m'a dit qu'avec le temps, elles disparaîtraient. C'est tout ce que j'avais besoin d'entendre à l'époque, alors que mon médecin précédent m'avait d'emblée proposé ce traitement médicamenteux si lourd.

J'ai dû suivre trois ou quatre séances, pas plus. À l'issue de ces rendez-vous, je n'ai pas remarqué d'amélioration sur mes douleurs, mais peu importe car j'avais entendu de la bouche de ce médecin que mes douleurs étaient normales, et qu'elles passeraient. Et en effet, elles ont fini par passer.

Lors de la dernière séance, sans que je n'aie rien prémédité, mon inconscient a pris le contrôle, et je me suis retrouvée petite fille, accrochée à la robe de ma maman. Je devais avoir entre 2 et 4 ans. Je me souviens avoir pleuré, tellement pleuré. Ça faisait si longtemps que j'avais envie de retrouver ma maman partie trop tôt. Je pense que mon envie était si forte et présente depuis si longtemps que le voyage s'est fait. À l'issue de cette séance, le médecin et moi avons convenu que le suivi s'arrêterait là. Et en effet, je n'ai plus ressenti le besoin de poursuivre. C'est assez perturbant car c'est comme si ce voyage inattendu dans lequel j'ai retrouvé ma maman était l'aboutissement de quelque chose, une réalisation.

L'hypnose est une approche fascinante, et je ne m'étais jamais vraiment demandé si elle pouvait aussi être un support pendant la grossesse. Alors que oui, si j'en crois Albane !

À la fois humble et exigeante, Albane a une longue expérience professionnelle mais elle n'est jamais repue de connaissances. Je l'ai connue en tant qu'élève du Thérapeutique Bain Bébé. Infirmière anesthésiste avec une spécialisation en hypnose, elle a également un diplôme de sage-femme et, aujourd'hui, elle est accompagnante périnatale et formatrice à L'École du Bien Naître. Nous ne nous sommes jamais réellement quittées depuis. J'aime beaucoup la façon dont elle parle de l'hypnose, qui la passionne tant.

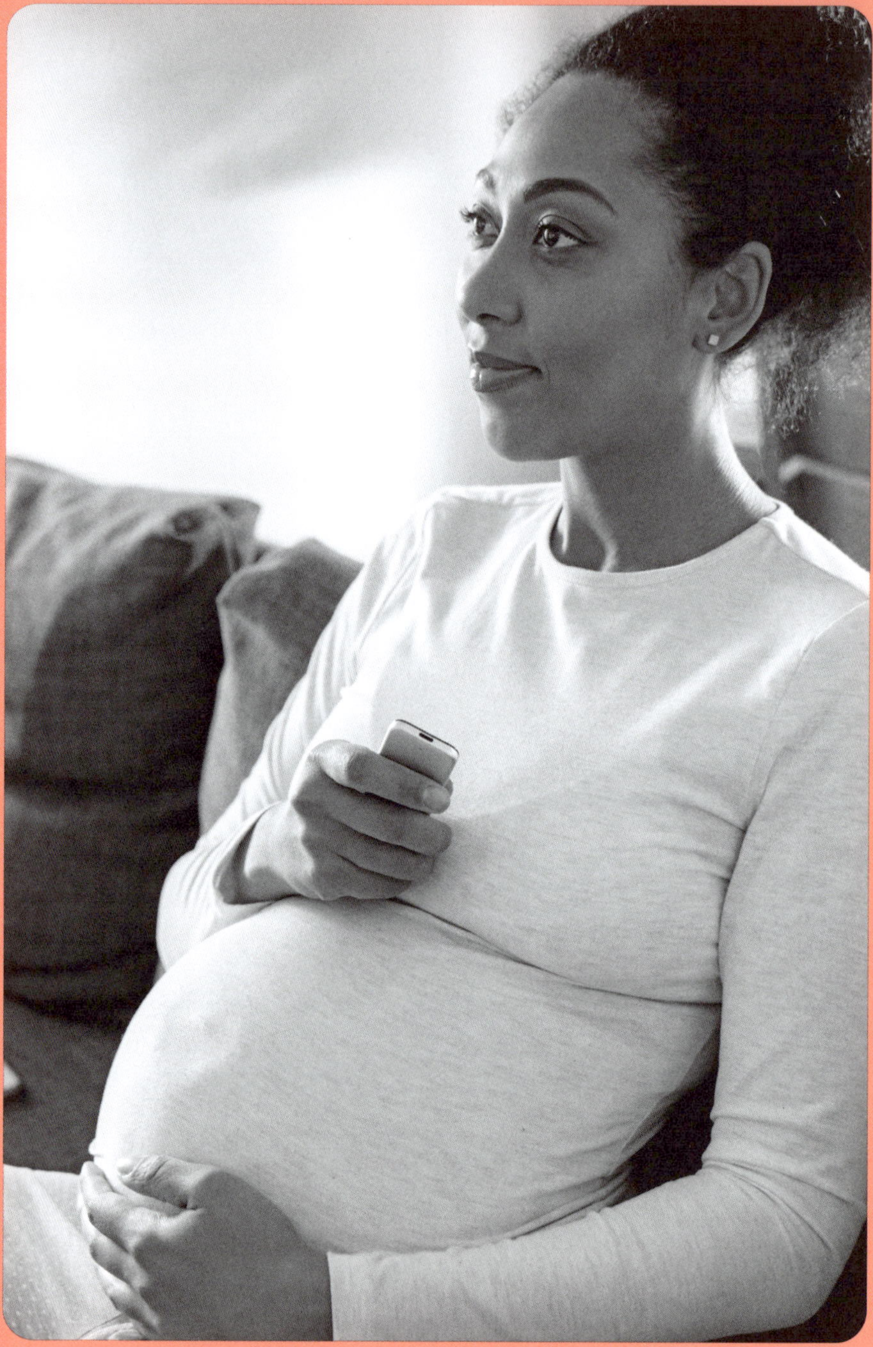

L'hypnose, un état naturel

Nous nous mettons tous et toutes naturellement en hypnose plusieurs fois par jour. Par exemple, lorsque l'on fait de manière un peu automatique un trajet, et que l'on se rend compte qu'on est déjà arrivé, sans avoir vu le temps passer. Les enfants se mettent en hypnose aussi très naturellement : c'est le cas, par exemple, lorsqu'ils sont tellement absorbés par leur jeu ou leur dessin animé qu'ils ne répondent pas quand on les appelle. Dans cet état de conscience, on constate une diminution de l'activité du cerveau, et les zones cérébrales qui sont activées ne sont pas les mêmes que pendant l'éveil. Dans cet état intermédiaire entre veille et éveil, le cerveau « qui pense » se met en mode avion, et c'est le cerveau primitif, celui qui gère les émotions et les sensations corporelles, qui prend la main. Dans cet état de conscience, on entend ce qui se passe à l'extérieur et surtout, on reste maître de soi. C'est très différent de ce que laisse supposer l'hypnose telle qu'on la voit à la télévision, par exemple.

L'intérêt dès la préconception

En laissant la main à notre cerveau émotionnel, on pourra aussi agir sur les hormones. Car il faut savoir qu'il y a un lien très proche, dans le cerveau, entre les émotions et les hormones. Un exemple : lorsqu'une femme est sous le coup d'une émotion forte, il est possible que ses règles ne viennent pas. Or, en agissant sur le cerveau émotionnel, on peut rétablir l'équilibre hormonal. Voilà pourquoi l'hypnose peut, dans un premier temps, être utilisée en préconception. Cette technique permet en effet d'atteindre un état de détente tel qu'il aura un impact sur les émotions et donc sur les hormones favorables à une grossesse. Les femmes qui viennent dans ce cadre-là ont, très souvent, déjà testé de nombreuses approches, et l'hypnose est souvent la dernière marche.
Je reçois aussi un certain nombre de femmes qui sont en parcours de PMA et qui me sont envoyées par leur gynécologue. Il faut en effet savoir que dans la majorité des problèmes de fertilité, on ne connaît pas la cause.

On se tourne alors vers le versant psychologique. Dans ce cadre, l'hypnose est intéressante à plus d'un titre puisqu'elle offre un accompagnement adéquat pour vivre au mieux cette période qui peut se révéler très lourde, pour accueillir tout ce qui va se passer et accepter l'attente qui est parfois très longue.

Accueillir les transformations de son corps et les maux de la grossesse

Environ la moitié des femmes qui poussent la porte de mon cabinet me sont envoyées par des sages-femmes. En réalité, ces dernières ne sont en effet pas formées pour répondre aux différentes angoisses de leurs patientes. Les motifs de consultation en hypnose sont très nombreux.

- Un grand nombre de futures mamans viennent me voir pour accepter leur fatigue du premier trimestre, certaines pour apaiser leurs nausées ou leurs brûlures d'estomac, d'autres leurs fringales ou leurs maux de dos, ou plus généralement pour accueillir les transformations de leur corps.
- Certaines ont un diabète gestationnel ; leur médecin leur a dit de faire attention à ce qu'elles mangent, et elles viennent faire de l'hypnose pour ce motif.
- Certaines me consultent aussi parce qu'elles ont du mal à investir leur grossesse, parce qu'elles ont fait une fausse couche, ou bien encore parce qu'elles ont perdu un bébé avant... Ou alors, plus simplement, parce que c'est un deuxième enfant, et qu'elles ont moins de temps à s'accorder et à accorder à ce bébé en gestation que pour le premier. Certaines font aussi cette démarche en raison de certaines croyances ou peurs. Par exemple, certaines femmes sont persuadées qu'elles auront une césarienne « parce que toutes les femmes de la famille ont accouché par césarienne ». Dans ce cas, nous allons travailler en hypnose sur ces croyances limitantes. Car il est vrai que si elles se disent qu'elles vont avoir une césarienne et qu'elles ne travaillent pas là-dessus, il y a de fortes chances qu'elles en aient une. L'hypnose permet de déconstruire cette programmation.

• De nombreuses femmes viennent aussi faire de l'hypnose pour éviter la péridurale ou pour la repousser le plus tard possible. Comme le souligne l'Organisation mondiale de la Santé, la péridurale est un outil de gestion de la douleur, mais elle ne devrait pas être la seule méthode envisagée, en raison de ses nombreuses implications. En effet, elle peut rallonger la durée de l'accouchement, augmentant donc la probabilité de la survenue des risques. En apportant une méthode pour mieux gérer la douleur, l'hypnose permet effectivement de retarder la péridurale, voire de s'en passer totalement. Aujourd'hui, beaucoup de sages-femmes n'ont malheureusement pas le temps dans les cours de préparation à l'accouchement d'aborder les outils de gestion de douleur. Elles sont nombreuses à être contraintes de n'évoquer que la péridurale. Les femmes sont donc très mal informées sur le sujet. Lors de mes consultations, je prends le temps de leur expliquer ce que la péridurale implique, sans leur faire peur bien sûr. Je leur explique simplement comment cela va se dérouler, et ce qu'il va précisément se passer dans le corps. Et surtout qu'il est possible, si elles le souhaitent, de faire autrement, grâce à l'hypnose.

Et au final, 75 à 80 % des femmes que j'accompagne accouchent sans péridurale, alors que ce n'était pas forcément leur demande initiale ! C'est ce qui est incroyable. Et après coup, la plupart me disent : « Je ne savais pas que j'avais toutes ces capacités en moi ! » Leur confiance en elles s'en trouve gonflée à bloc. C'est pour cela que, souvent, le post-partum est aussi un peu plus facile pour elles ! Et ce point-là est vraiment essentiel : je pense que l'on ne mesure pas suffisamment aujourd'hui en France à quel point l'accompagnement de la grossesse est important pour la suite, pour le post-partum, pour l'avenir de la femme, de son enfant, de sa famille tout entière.

L'inconscient sait ce dont le corps a besoin

Prenons un autre exemple tout simple, celui de la peur de l'ouverture, et de la déchirure. De nombreuses femmes redoutent ce moment où leur corps s'ouvre pour laisser passer leur bébé. Dans ce cas, je commence par leur expliquer ce qu'il se passe concrètement dans leur corps (d'où l'intérêt d'aller consulter un·e hypnothérapeute qui soit aussi professionnel·le de santé spécialisé·e dans la périnatalité ou, mieux, sage-femme).

L'hypnose conversationnelle

Ensuite, une fois que la femme sait, elle a déjà moins peur. C'est ce qu'on appelle l'hypnose conversationnelle : je vais choisir mes mots de façon que cette émotion négative s'apaise. Parfois, cette première étape suffit pour éloigner la peur. Si elle est encore présente, nous faisons une séance d'hypnose ciblée. Je commence par cette question : « À votre avis, qu'est-ce qui pourrait aider votre périnée à s'ouvrir plus facilement ? » L'objectif est qu'elles trouvent elles-mêmes la solution. Certaines me disent par exemple : « Le périnée ressemble à un gros élastique. On pourrait l'étirer tout doucement… » « Alors, comment peut-on faire pour l'étirer tout doucement ? » Et là, elles trouvent elles-mêmes la réponse : « En s'aidant de la respiration. » Certaines l'imaginent aussi comme un ballon de baudruche qu'on gonfle tout doucement grâce à la respiration. Pour d'autres encore, il s'agit d'une fleur qui ouvre tout doucement ses pétales.

La visualisation

Pendant la séance, je leur fais donc visualiser sous hypnose cet élastique qui s'étire, ce ballon qui se gonfle ou bien cette fleur qui s'ouvre. Le jour J, elles pourront ainsi réutiliser cette visualisation pour mieux gérer leurs émotions. Il est important de souligner que chaque femme choisit l'image qui lui convient.

En aucun cas le·la thérapeute doit l'orienter. Il faut que ce soit la patiente qui aille chercher sa solution et, en réalité, elle en trouve toujours.
En hypnose, le·la thérapeute donne une direction, mais il ou elle doit laisser son·sa patient·e libre de trouver sa solution. De nombreuses personnes qui ont peur de l'hypnose se disent qu'elles ne vont plus contrôler, et qu'elles ne pourront pas sortir de cet état sans y être « autorisées » par le·la thérapeute. Mais en réalité, ce n'est pas possible. On peut toujours sortir d'hypnose.

La relaxation, clé de voûte de l'hypnose

Comme en sophrologie d'ailleurs, mais la sophrologie allie à la dimension psychique de l'hypnose une dimension psychocorporelle. Le·la sophrologue dirige souvent plus la visualisation, il ou elle amène le sujet à un état de relaxation qui reste dans le domaine du conscient, à un niveau entre veille et sommeil, alors que l'hypnose explore les processus inconscients et travaille plus en profondeur. L'hypnose, c'est un lâcher prise total. Le·la thérapeute vous laisse la possibilité d'aller vous balader là où vous le voulez. C'est l'inconscient qui vous emmène là où vous n'avez pas forcément l'habitude d'aller, mais c'est là où vous avez besoin d'aller à cet instant-là. C'est pour cette raison qu'il ne faut pas craindre l'hypnose : notre inconscient sait ce dont nous avons besoin.

Un voyage au cœur de soi-même

Je dis toujours que je ne fais rien : j'aide simplement la patiente à pousser la porte de son inconscient. Ensuite, c'est elle qui va effectuer le travail en toute quiétude, car elle n'ira que là où elle doit aller. On dit souvent qu'on va faire de l'hypnose pour aller chercher des choses enfouies dans son inconscient, pour faire un travail thérapeutique. C'est vrai, cette envie-là peut être présente, mais si ce n'est pas le moment, on n'ira rien chercher en fait.

Avec l'hypnose, on perd aussi la relation au temps. Cinq minutes peuvent paraître une heure et une heure peut paraître cinq minutes. C'est très intéressant le jour J, par exemple. J'ai accouché de mon petit dernier sous état d'hypnose et, en fait, pendant une heure et demie j'étais sous hypnose pensant que j'y étais depuis cinq ou dix minutes seulement. Et ça, c'est un outil incroyable ! Ce lâcher-prise total qu'apporte l'hypnose, en nous amenant dans un endroit que notre nous profond a choisi. Pendant la grossesse, alors que le corps et l'esprit sont en pleine période de métamorphose, c'est un accompagnement incroyable. S'offrir ce cadeau à ce moment-là de sa vie est merveilleux. Si elles n'avaient pas été enceintes, ces femmes ne seraient jamais venues faire de l'hypnose. Et là, elles vont découvrir au plus profond d'elles-mêmes un soutien qu'elles n'auraient jamais soupçonné.
Je définis souvent l'hypnose comme un voyage au cœur de soi. Et mon but est de rendre les femmes autonomes dans ce voyage, je leur apprends à le faire, mais ensuite, c'est à elles de jouer. Ce soutien doux apporté par l'hypnose permet aussi d'améliorer la confiance en soi car on va chercher au plus profond de soi toutes ses ressources. J'ai parfois l'impression d'être une découvreuse de trésors ! Ensemble, nous entreprenons ce voyage, et nous découvrons toutes les ressources qui pourront leur être utiles. Je les aide à trouver un chemin, mais c'est toujours elles qui savent ce qui leur fera du bien.

Donner une vraie place au coparent

Il n'y a pas de moment idéal pour commencer l'hypnose pendant la grossesse. Si des tensions sont ressenties dès le début de la grossesse, il est possible de démarrer très tôt. Si la maman cherche juste un accompagnement pour l'aider à mieux gérer les douleurs de l'accouchement et ses émotions le jour J, elle peut démarrer au sixième mois. Dans ce cas, on prévoit une séance par mois, soit un total de trois séances. La première séance se fait uniquement avec la future maman, puis j'invite le papa ou le coparent à nous rejoindre lors des deux séances suivantes. Ainsi, il apprend lui aussi à l'aider le jour J, il connaît les outils, et sait comment et quand les lui proposer.

En pratique, les couples repartent de nos rendez-vous avec des petits fichiers audios que j'ai enregistrés. Ainsi, la future maman peut pratiquer des exercices chez elle. Et elle peut aussi retrouver ma voix quand elle en éprouve le besoin, par exemple avant un examen médical qui la stresse un peu. L'accompagnement et le soutien sont ainsi continus. Lors du dernier rendez-vous, je lui enregistre aussi un fichier de visualisation de son accouchement : elle pourra ainsi visualiser l'accouchement dont elle a envie. Bien évidemment, elle n'est pas sûre à 100 % que son accouchement se déroulera de cette manière-là, mais je lui permets d'accueillir ce qu'il va se passer, et de mettre toutes les chances de son côté pour que cela arrive. C'est comme les sportifs qui se préparent à une compétition avec l'hypnose en visualisant leur réussite...

Les futurs papas ou coparents arrivent souvent en se disant qu'ils n'auront rien à faire le jour J, sauf tapoter la main de leur compagne ou lui donner de l'eau. Lors des deux séances que nous faisons tous les trois, ils prennent petit à petit conscience qu'en réalité, leur rôle est majeur. Très souvent, ils deviennent alors, à partir de ce moment-là, extrêmement investis. Je leur explique tout l'intérêt des outils de gestion de la douleur, de l'intérêt de repousser la péridurale quand cela est possible... Quand ils découvrent cela, ils deviennent le meilleur soutien de leur conjointe, et se montrent prêts à les soutenir le plus loin possible. Cela devient vraiment un travail d'équipe ! Le coparent prend véritablement sa place, et cela ne peut qu'avoir des répercussions bénéfiques sur le post-partum. Ainsi, un mois avant la date prévue du terme, les futurs coparents sont prêts pour le jour J.

Albane parle de l'hypnose de façon passionnante. C'est d'ailleurs exactement comme cela que j'ai vécu cette dernière séance. Elle confirme aussi l'importance d'avoir affaire à un·e professionnel·le de santé qui, à travers ses explications, sait être rassurant·e, ce qui permet déjà de déverrouiller certains blocages. Et puis surtout, n'ayez pas peur, laissez votre inconscient vous guider car lui seul sait votre besoin. Quel plus beau cadeau à s'offrir pendant la grossesse, au moment où l'on s'apprête à donner la vie ?

Comment trouver un·e thérapeute en hypnose ?

La profession de thérapeute en hypnose n'étant pas réglementée, il est important de s'adresser à un·e professionnel·le de santé formé·e à l'hypnose. Dans le cadre de l'accompagnement à la grossesse, il peut s'agir d'un·e médecin, d'un·e sage-femme, d'un·e infirmier·ère. L'hypnose n'est pas une technique compliquée à apprendre, ce n'est donc pas la formation qui prime mais l'expérience. Le·la thérapeute doit avoir suffisamment d'ouverture d'esprit et de bienveillance pour aller chercher les solutions chez le·la patient·e ; il ou elle ne doit en aucun cas l'orienter.

Pour contacter Albane
Site web : www.cabinet-templier.com/
Instagram : @albanetemplier

Exercice

Je vous propose de tester l'hypnose avec une séance audio. Laissez-vous guider par ma voix...

ELLE RACONTE…

« J'ai eu une belle première grossesse mais une césarienne d'urgence code orange et un post-partum très compliqué avec un choc post-traumatique qui a engendré une dépression post-partum. Au fur et à mesure du temps et des différentes thérapies, l'envie d'avoir un deuxième enfant s'est imposée toute seule. Il était essentiel pour moi d'être accompagnée psychologiquement et ma sage-femme m'a conseillé cette hypnothérapeute qui est spécialisée dans la maternité, le projet d'enfant et la naissance. J'ai commencé à la voir avant de lancer le projet bébé, et je l'ai revue cet été. Je la revois d'ici quinze jours pour commencer mon accompagnement à la naissance. Mon but est d'atténuer vraiment mes angoisses qui sont très fortes pour ne pas être parasitée par celles-ci lors de mon accouchement. Je veux me concentrer sur les contractions et l'arrivée de mon bébé. Aujourd'hui, je sens que mes angoisses sont moins fortes, même si elles sont toujours présentes. La thérapeute va me faire un audio à chaque séance, une par mois à partir du cinquième mois, que je pourrai écouter à la fréquence que je souhaite et, surtout, le jour J. »

Angèle

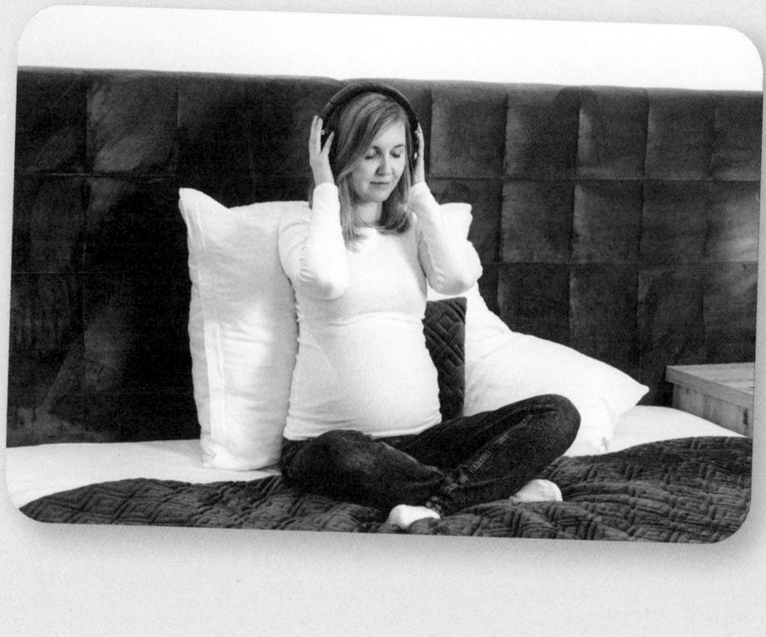

L'haptonomie : un accompagnement affectif vers la naissance

▎ *Avec Katixa Dichon, haptothérapeute*

Entre l'haptonomie et moi, c'est une longue histoire. Nous sommes au début des années 2000 lorsque j'intègre le poste d'auxiliaire de puériculture à la clinique du Bien Naître, une petite maternité privée dans le 12e arrondissement de Paris. À première vue, c'est une maternité assez classique. Sauf que, parmi les praticien·ne·s se trouvent un groupe de sages-femmes et un médecin gynécologue obstétricien, le docteur Albert Goldberg, tous spécialisés en haptonomie. À l'époque, c'est un mot que je ne connais pas. J'entends dire que les accouchements qu'ils pratiquent sont dangereux, car évidemment bien moins protocolaires. Or, vous le savez très certainement, ce qui ne rentre pas dans les cases d'une part fait peur, d'autre part dérange. Cela vient questionner notre zone de confort, celle où l'on est bien installé, celle où il n'y a aucune surprise, mais qui pourrait presque devenir ennuyeuse...

Moi, j'ai eu un véritable coup de foudre, une révélation pour cette approche. C'est tout ce que j'imaginais d'un accompagnement humain et bienveillant autour de la grossesse. Un accompagnement où l'on prend le temps – et où on laisse le temps – d'être en pleine conscience de la vie qui prend forme dans le ventre de la future maman. Une approche qui considère déjà le petit fœtus comme un être à part entière avec des sensations et une véritable relation avec ses parents.

On laisse ainsi le temps et le plein pouvoir à la femme d'accoucher, et au nouveau-né d'arriver tranquillement, sereinement, en l'encourageant à avancer sur son chemin de naissance.

C'est aussi une approche – et je dirais même la seule approche – qui intègre complètement le papa ou coparent dans la grossesse et l'accouchement, et met en avant son rôle essentiel, incontournable. Or vous savez combien je suis attachée à la place primordiale qu'il occupe. En haptonomie, les parents se préparent ensemble, et ils accouchent ensemble[1]. Le futur papa ou coparent apprend à communiquer avec son bébé à travers des gestes doux sur le ventre de la maman. Ces interactions favorisent le développement d'un lien émotionnel précoce avant même la naissance. Il est un soutien indéfectible pour sa compagne durant les séances, et tout au long de l'accouchement. Quant à la future maman, elle déambule selon ses ressentis, accouche dans la position qui la soulage le plus. Chacun est maître du temps, tant que tout se passe bien. Le bébé arrive dans une ambiance bienveillante. Les conditions sont réunies pour que la transition d'une rive à l'autre soit la plus douce possible pour le nouveau-né.

Si je devais donner ma définition de l'haptonomie, je dirais qu'il s'agit d'une célébration de la rencontre, un tissage de tendresse pour une grossesse harmonieuse. Dans un élan de confiance, un lien fort se tisse entre les futurs parents et le bébé. Il s'agit d'offrir un début de vie plein d'amour et de connexion… Voilà pour ma vision des choses. Mais comme je ne suis pas haptothérapeute, je laisse la place à une spécialiste et vous présente Katixa, que je connais depuis plus de trois ans. Elle explique qu'elle a trouvé dans l'haptonomie la méthode qu'elle cherchait depuis longtemps. Je la laisse nous parler de cette approche plus en détail.

---

1 L'haptonomie est une technique qui se fait exclusivement à deux.

L'art du toucher affectif

Bien souvent, les futurs parents qui viennent me voir pour la première fois dans mon cabinet ont une vision partielle de ce qu'est vraiment l'haptonomie. Car il ne s'agit pas simplement de « jouer » avec le bébé, ou simplement de caresser le ventre de la maman. L'haptonomie est en réalité bien plus que cela. Cette méthode, créée au début des années 1980 par Frans Veldman, un médecin hollandais, repose sur ce que l'on appelle le toucher affectif, *haptein* en grec. Les Grecs disposaient en effet de deux mots pour parler du toucher : le toucher neutre, pragmatique (celui que vous utilisez pour toucher un objet par exemple), et le toucher présent, sécurisant, celui avec lequel nous créons un contact affectif, avec notre amoureux, nos enfants, nos parents. Si l'haptonomie est surtout connue dans le cadre périnatal, de préparation à l'accouchement et à la naissance, elle est aussi utilisée avec les personnes âgées, dans l'accompagnement de fin de vie, ou encore en psychologie dans le cadre d'une thérapie en offrant un soutien émotionnel par le toucher.

Dans le cadre de l'accompagnement périnatal, il s'agit d'accompagner le couple à devenir des parents grâce à la création d'un lien avec leur enfant. On apprend à toucher le ventre de la maman de manière à créer une véritable connexion à trois. La maman apprend à faire bouger son bébé de l'intérieur, avec sa petite voix intérieure et le papa, lui, en posant ses mains sur le ventre et en invitant son bébé à le rejoindre. Il s'agit d'une connexion non verbale très puissante. J'explique souvent aux futurs parents que je reçois que l'haptonomie est un accompagnement affectif à la naissance. Ce n'est pas du tout un accompagnement médicalisé ou une thérapie. Ils sont d'ailleurs déjà très bien accompagnés sur le plan médical. En haptonomie, nous n'abordons les questions médicales que si elles ont un impact sur la construction du lien affectif : trisomie, handicap, maladie...

L'haptonomie peut être très perturbante pour certains futurs parents car elle vient réveiller quelque chose de très sensible chez chacun : le propre rapport au toucher. Quel toucher affectif ont-ils eux-mêmes expérimenté durant leur enfance ? Comment ont-ils eux-mêmes été incarnés quand ils étaient dans le ventre de leur mère ? Comment ont-ils été accueillis ? Comment ont-ils été touchés dans leur vie ? Et de manière plus générale, ont-ils été aimés, ou se sont-ils suffisamment sentis aimés de leurs parents ? Ce sont des sujets qui peuvent remuer, et il n'est pas rare que les futurs parents soient émus en séance. Car en réalité, toutes ces questions touchent à ce qu'on appelle la sécurité de base, c'est-à-dire le socle affectif sur lequel on construit sa vie, et notamment sa vie affective. Cette sécurité de base va ainsi exercer une influence, par exemple, sur les rencontres que nous allons faire, la façon dont nous allons nous attacher aux gens, les aimer et être aimés... On est donc bien loin du simple toucher. L'haptonomie permet aux parents d'apporter à leur enfant ce dont ils ont eux-mêmes parfois manqué. Quand ils en prennent conscience, cela les bouleverse. Parfois, je suis émue moi aussi tellement c'est intense et beau. Voir naître des parents sous ses yeux, c'est magique !

Le toucher affectif, mode d'emploi

Plus qu'une technique ou une méthode, le toucher affectif est surtout et avant tout un ressenti, une expérience. Il s'agit de se connecter à l'autre non pas juste en posant la main sur son corps, mais en y mettant de l'intention. On enveloppe l'autre dans sa globalité, on le confirme, on le sécurise, on le met en confiance, on l'écoute. Comme si tout notre corps se prolongeait dans nos mains, et dans ce toucher qu'on lui offre. En haptonomie, on appelle d'ailleurs cela le prolongement.

Présence et connexion

L'accompagnement en haptonomie doit démarrer assez tôt : idéalement autour de 17 semaines d'aménorrhée (soit à 15 semaines de grossesse), et au maximum à 22 semaines d'aménorrhée (à 20 semaines de grossesse). Notons que le toucher est le seul sens mature chez le bébé à ce stade : il est ainsi capable, grâce au toucher, de percevoir les contacts et son environnement.

- **La première séance** permet de faire un point général sur le ressenti de chacun, de la maman et du papa. Je les questionne sur leur histoire personnelle, l'histoire de leur couple, l'histoire de leur bébé, ce qui se définit par le « projet sens » en haptonomie... La première séance est donc souvent assez longue car nous faisons un état des lieux global. Je parle aussi beaucoup d'anatomie, en situant concrètement l'utérus, la « maison de bébé ». Nous travaillons également sur les premières sensations de la maman, mais aussi celles du partenaire. Bien souvent, c'est lors de cette toute première séance que le coparent sent son bébé et réalise ainsi qu'il y a vraiment un petit être dans le ventre de sa compagne. Et je peux vous assurer qu'il s'en souvient toute sa vie. Des papas que je revois après la naissance me disent régulièrement qu'ils ont encore le souvenir de ce toucher où leur bébé est venu se lover dans leur main.

- **Les trois premières séances** sont consacrées à l'apprentissage du toucher, de la connexion, ce que l'on nomme le « contact ». Je transmets aussi à la maman et au papa comment gérer les tensions utérines, car bien souvent les femmes ont un utérus tendu, qu'elles décrivent comme lourd et pesant. Naturellement, il est inconcevable de démarrer une séance dans ces conditions, trop inconfortables pour la maman. Deux possibilités s'offrent à nous pour agir sur la tonicité musculaire, soit j'accompagne le couple dans une détente guidée (exercice nid douillet) soit j'invite le papa à poser ses mains sur sa compagne et je les guide dans une connexion par le toucher, la présence à l'autre. Le toucher a des effets concrets sur la tonicité musculaire. Sur le plan biologique, il stimule notamment la sécrétion d'ocytocine qui favorise la détente. Ressentir cette connexion, cette détente qu'ils se procurent mutuellement est très important, car cela permet aussi de faciliter la communication au sein du couple. Ainsi, ils s'autorisent à dire s'ils sont préoccupés, s'ils sont fatigués ou s'ils ont mal au dos... Parfois cela donne même lieu à des déclarations d'amour, ils se disent qu'ils s'aiment et se trouvent beaux. Tout cela insuffle dans le couple de l'empathie, de la douceur, de l'écoute, du dialogue... Chacun est là, présent l'un pour l'autre. On se connecte, on se touche, on est ensemble de manière qualitative, et ce faisant on construit un lien très fort.

• En règle générale, la préparation prénatale se déroule **en six à huit séances au total**. Le nombre de séances dépend des besoins de chaque couple et des parcours individuels. La première séance est suivie d'une deuxième séance quinze jours après, puis je revois les parents toutes les trois semaines environ. Bien souvent, ils attendent nos rendez-vous avec impatience, certains me demandent s'ils peuvent programmer davantage de séances, et bénéficier de séances plus rapprochées. Pour d'autres, les séances d'haptonomie deviennent même des vrais rendez-vous de couple, il n'est pas rare qu'ils enchaînent avec un restaurant ou un cinéma... Nos séances sont même parfois les seuls moments où ils sont vraiment ensemble, chacun étant pris par ses obligations professionnelles le reste de la semaine. Ils ont besoin de cela pour vraiment se retrouver.

Aussi une préparation à l'accouchement

L'objectif de l'haptonomie est aussi de préparer les parents de manière très pratique à l'accouchement, et cela quelle que soit la manière dont ils l'envisagent. Par exemple, si la maman souhaite avoir une péridurale le plus tôt possible, l'objectif de l'haptonomie est, en quelque sorte, de maintenir une connexion avec le bébé, la maman n'ayant plus, par définition, de sensations. Je montre alors aux futurs parents de nombreuses astuces pour leur permettre de rester connectés avec leur bébé. Mais aussi pour que le papa puisse prendre le relais quand la maman a besoin de dormir, par exemple : ainsi, il est en mesure de rester présent pour lui. Et cela fait un bien fou aux deux parents. À la maman, car elle a l'impression que son accouchement lui échappe moins, elle culpabilise moins de n'avoir rien senti et ne se dit plus qu'elle a laissé son bébé se débrouiller seul ; et au papa car il peut prendre une vraie place, et être vraiment utile.

Si la maman souhaite accoucher sans péridurale, il existe aussi de nombreux outils pour apprendre à mieux gérer la douleur grâce au toucher. Ces outils que je montre aux parents sont très simples. On y consacre deux séances mais en réalité, on construit ce toucher dès la première séance. Le plus important, finalement, c'est la présence pleine et entière de l'autre qui compte, à tel point que le toucher lui-même devient accessoire ! De nombreuses mamans me le disent : si le papa est là et sincèrement là à leurs côtés, cela change tout. Certaines me racontent qu'il suffit que leur partenaire sorte de la pièce pour aller prendre un café pour que la douleur qu'elles ressentent s'intensifie, et qu'il revienne pour qu'elle s'atténue. Mais cela ne peut être possible qu'à une condition : celle d'une présence authentique, d'un lien de confiance sincère. Le rôle de l'haptothérapeute est de permettre à ce lien de s'exprimer et de s'épanouir.

L'haptonomie sert aussi à préparer les parents à la césarienne, qu'elle soit programmée ou non. Pour cela, on utilise toute la puissance de la connexion et du toucher affectif. On travaille sur l'importance de ne pas retenir son bébé mais aussi, au contraire, de l'accompagner en toute confiance et tout doucement vers la sortie. De la même manière qu'au moment du travail et d'une naissance par voie basse, je propose aux parents de faire un dernier câlin *in utero* à leur bébé. Ces moments de conscientisation ont un effet tellement puissant pour le bon déroulement de l'accouchement !

Donner une vraie place au père

La place du papa a toujours été pour moi une question centrale, et j'ai trouvé dans l'haptonomie toutes les réponses que je cherchais depuis longtemps. Aujourd'hui, les femmes sont préparées à l'accouchement, mais qu'en est-il des pères ? Mis à part les deux petites heures de cours qui leur sont proposées, il n'y a rien d'autre. Or, on le sait aujourd'hui, la façon dont les pères vivent la grossesse a un vrai impact sur le lien affectif à l'enfant, mais aussi sur leurs compétences de père et sur le couple.

Dans la plupart des préparations à l'accouchement, on s'adresse exclusivement à la maman. On lui donne des outils pour elle, pour qu'elle puisse vivre son accouchement au mieux, dans sa bulle.

Le coparent n'a en général pas assisté à ces séances, ce qui crée *de facto* un décalage. En haptonomie, on préserve cette bulle : elle est essentielle pour que la future maman puisse lâcher le néocortex et tenir sur la longueur. Mais cela ne veut pas dire qu'elle doit vivre son accouchement seule. À mes yeux, la plupart des autres méthodes isolent et enferment les femmes sur elles-mêmes alors qu'à l'inverse, l'haptonomie les ouvre. Elle les incite à faire confiance à l'autre pour lâcher et accueillir la douleur. Or c'est justement cela la clé pour que le col s'ouvre : lâcher. Pour cela, il faut se sentir soutenue, avoir toute confiance en l'autre et s'être préparés ensemble, comme une équipe. C'est cette confiance mutuelle que nous construisons lors des séances. Plus confiantes, les futures mamans s'abandonnent ainsi plus facilement dans les bras de leur partenaire et sécrètent plus aisément cette hormone essentielle au bon déroulement de l'accouchement : l'ocytocine. Comme j'aime le rappeler aux parents, un accouchement n'est pas un moment bruyant et hystérique tel qu'on peut le voir dans les films hollywoodiens, cela peut-être beaucoup plus intime, tendre et doux. On peut se dire des mots d'amour et se câliner pendant des heures !

Cette préparation commune est aussi, bien sûr, essentielle pour le futur papa. Car pour lui, l'accouchement est souvent un moment déroutant à plus d'un titre. Bien souvent, il ne comprend pas pourquoi sa compagne s'isole autant, pourquoi elle lui demande de rester près d'elle, mais de ne pas lui adresser la parole. La préparation apportée par l'haptonomie lui permet de mieux comprendre cette ambivalence, ce que la douleur provoque, et surtout ce que lui il peut faire pour l'accompagner au mieux. Si le papa n'est pas prévenu de tout cela en amont, il ne vit pas du tout la même chose le jour J.

J'explique souvent aux futurs papas que la maman vit les transformations physiques de la grossesse, mais pour ce qui est des transformations psychiques, ils les vivent tous les deux. Tous les deux sont en train d'apprendre à devenir parents. Voilà pourquoi, lors des séances, on s'intéresse aussi bien à la maman qu'au papa. Je demande systématiquement à chacun comment il va individuellement.

Pour le papa, c'est généralement un moment assez libérateur, il raconte aussi son histoire, sa relation à ses parents... Il se sent écouté, reconnu dans sa place de futur papa. Entendre que pour lui aussi, devenir papa, passer du statut d'enfant à celui de parent, est important dans son cheminement. C'est à la fois merveilleux et vertigineux.

Accueillir le bébé en confiance

Au-delà de créer une communication très forte avec son bébé, l'haptonomie sert aussi à prendre conscience de toutes les compétences de son bébé. Et elles sont nombreuses ! Au lieu d'avoir peur de ce petit être tout fragile, les parents découvrent qu'il sait déjà faire plein de choses. Cela instaure un vrai lien de confiance. Quand ils comprennent cela, ça change tout pour eux.

L'haptonomie se poursuit après la naissance, généralement avec trois séances : une première séance le premier mois après la naissance, une autre aux trois mois de l'enfant et enfin une dernière à l'acquisition de la bipédie. Ce qu'il faut comprendre, c'est que ce tout jeune bébé vient de passer neuf mois dans le ventre de sa mère : bien au chaud, à son contact, avec ses bruits intestinaux, ses battements de cœur, sa voix, ses mouvements. Bébé est entouré de vie, c'est cela son référentiel. L'haptonomie permet une transition douce, sécure, une sorte de sas entre sa vie intra-utérine et son nouvel environnement. Pour ma part, j'y intègre le peau à peau, le portage et d'autres outils pour maintenir ce référentiel intra-utérin temporairement afin d'accueillir bébé dans le calme, la douceur et la sécurité… Si la maman ne veut pas allaiter, ce n'est pas grave, donner un biberon avec amour est tout aussi bénéfique que de donner le sein. L'essentiel réside dans la qualité de présence. En règle générale, après la naissance, ce renforcement du lien se fait tout naturellement parce que, pour les parents, c'est tout un nouveau langage qu'ils ont mis en place. Ils se sentent rassurés dans leurs compétences de parents juste parce qu'ils ont de l'amour à donner et qu'ils aiment déjà ce bébé.

Aujourd'hui, les papas bénéficient d'un mois de congé paternité et cela est formidable pour choyer le temps de la rencontre, qui me paraît crucial pour l'avenir de cette jeune famille. Finalement, c'est tout simple d'accueillir un bébé. Il faut juste l'aimer, être là, prendre le temps de se rencontrer, afin de démarrer cette nouvelle vie ensemble.

S'il y a un message que j'aimerais faire passer aux futurs parents, c'est celui-ci : éteignez vos téléphones et votre cerveau, arrêtez de vouloir tout comprendre, et soyez juste là, présents. Ne cherchez pas à faire bien, à être bons, performants, ouvrez grand votre cœur et accueillez. Ce n'est pas très compliqué !

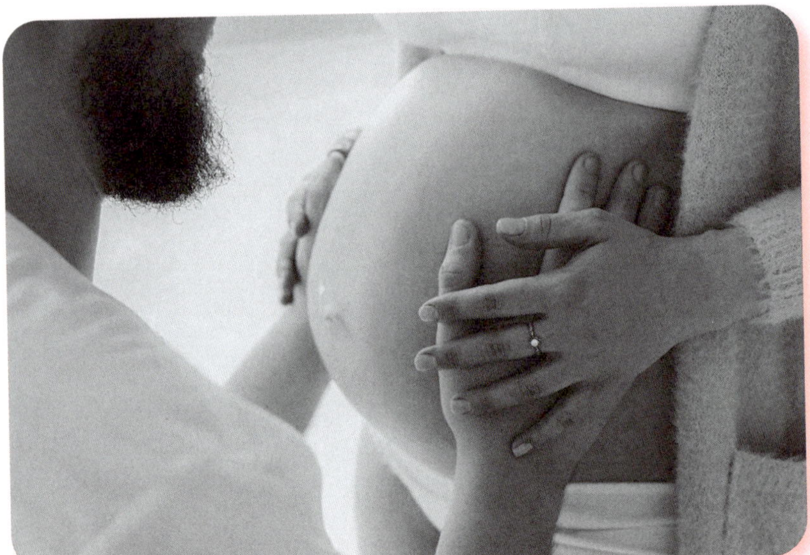

Comment trouver un·e haptothérapeute ?

Pour trouver un·e thérapeute près de chez vous, le plus simple reste de taper votre recherche sur Internet. Notez qu'il existe aujourd'hui de très nombreuses écoles de formation, mais que toutes ne se valent pas au niveau de la qualité de l'enseignement. Fiez-vous avant tout au bagage professionnel de la personne : si elle est psy, sage-femme, sexothérapeute... c'est évidemment un plus. N'oubliez pas que l'haptonomie mal pratiquée peut créer des situations d'échec. Le bouche-à-oreille est aussi, bien sûr, un point de repère important. Enfin, si vous constatez que la relation avec le·la professionnel·le n'est pas fluide dès le premier rendez-vous, il ne faut pas hésiter à en changer, afin de trouver une personne qui vous convient mieux.

Pour contacter Katixa

Email : katixa.dichon@gmail.com

Instagram : @katixa_dichon

Je peux aujourd'hui dire que l'haptonomie a été l'approche qui a éveillé en moi la personne que je suis aujourd'hui avec les bébés et les parents. Je dirais même que je dois tout à l'haptonomie : cette richesse de connaissances, mon écoute plus fine et mon regard plus aiguisé sur ce début de vie, et même sur le monde intra-utérin. Je vous ai déjà raconté dans mes précédents livres que mes réflexions autour du bain du nouveau-né étaient nées à partir du moment où j'ai assisté à une magnifique naissance physiologique. Je me devais d'être aussi respectueuse, aussi patiente, et très à l'écoute du bébé après cette expérience. Les années ont passé, j'ai tenté du mieux que j'ai pu d'affiner de plus en plus mon observation des bébés, leurs réactions. J'ai essayé de comprendre leurs différents moyens de communication. On se limite souvent à celui des pleurs, alors que le bébé communique de différentes manières. J'ai découvert le langage du corps, du regard, des silences. J'ai essayé aussi de mettre des sous-titres à ses différents pleurs. Ce langage, nous l'avons tous eu un jour. Il est bien enfoui. Peut-être faudrait-il retrouver « notre bébé intérieur ». L'haptonomie, à mon sens, c'est tout ça.

Pendant cette conversation avec Katixa, elle m'a aussi dit à plusieurs reprises quelque chose qui m'a profondément touchée. Pour elle, le Thérapeutique Bain Bébé que je pratique, c'est de l'haptonomie postnatale. Cette façon d'envelopper les bébés, de communiquer avec eux. Je ne sais pas concrètement ce que je fais exactement quand je fais ces bains, il y a une grande part d'intuition, de sensibilité, de connexion. De l'haptonomie ? Sûrement. De l'hypnose ? Sans doute aussi... Dans tous les cas, cette vision me plaît.

Il faut aussi que je vous raconte cette anecdote. Lors des bains que je donne aux bébés, j'ai remarqué qu'ils se comportent très différemment les uns des autres. Certains semblent totalement absents, ce qui, je dois l'avouer, me fend le cœur à chaque fois... Mais d'autres bébés manifestent, à l'inverse, une présence exceptionnelle très particulière.

Leurs petits yeux roulent dans tous les sens, comme s'ils étaient avides de découvrir le nouveau monde qui s'offre à eux. Ils sont très éveillés, très calmes et particulièrement sereins. Je ne demande jamais à l'avance aux parents qui viennent me voir pour ce bain s'ils ont suivi un accompagnement particulier à la grossesse... Mais je sais aujourd'hui reconnaître ceux que j'appelle les « bébés haptos ». Quand je le demande après coup aux parents, ils me le confirment très souvent. Katixa explique cela de manière passionnante : le toucher est le seul sens qui nous permet de confirmer notre existence... Quand ils arrivent au monde, ces bébés haptos ont déjà été touchés des milliers de fois par leurs parents. Ils savent qu'ils existent. Je trouve cette vision magnifique.

Un jour, j'ai partagé mes observations avec Emma, venue se former à plusieurs reprises à L'École du Bien Naître. Elle m'a alors expliqué qu'elle-même était une « bébé hapto ». Cela ne m'a pas étonnée du tout car elle a une telle facilité à communiquer avec les autres, une telle confiance en elle... Tout ce que j'imagine des empreintes laissées par l'haptonomie. Sa maman, Laurence, et elles ont accepté de témoigner ci-après. Emma s'est d'ailleurs formée au Thérapeutique Bain Bébé. La boucle est bouclée.

ELLES ET ILS RACONTENT…

« C'est lors de mon premier rendez-vous de suivi de grossesse à la maternité de l'hôpital franco-britannique en septembre 1995 que j'ai découvert les cours d'haptonomie et de piscine prénatale. J'ai eu envie d'essayer car un de mes collègues en avait suivi avec la fille de Françoise Dolto et il était très enthousiaste. À Levallois, nous avons rencontré le docteur Catherine Gueguen, pédiatre dans cet hôpital. Les séances étaient des moments où mon époux et moi étions concentrés sur le contact avec notre bébé. Il s'agissait d'apprendre à le bercer, à jouer avec lui et à me soulager de la prise de poids. Des moments doux et relaxants. Le jour de l'accouchement, en février 1996, mon époux a pratiqué l'appel et notre petite Emma est arrivée rapidement. Lorsque nous avons attendu un second enfant, nous avons à nouveau suivi des séances d'haptonomie. Paul a également été bercé in utero *et mon accouchement a été rapide. Emma et Paul ont été des bébés calmes qui savaient se manifester lorsqu'ils avaient faim. Ils appréciaient le moment du bain, nous aussi. Je me souviens particulièrement du regard bleu d'Emma à sa naissance, un regard curieux du monde qui l'accueillait. »*

Laurence, maman d'Emma et de Paul

« Je ne sais pas si, inconsciemment, cette préparation à travers l'haptonomie a eu un impact sur moi, mais je le crois car on m'a toujours dit que j'étais une enfant éveillée, calme, confiante, souriante et curieuse des autres quand j'étais plus jeune. En grandissant, durant mes études, je me suis intéressée aux écrits de Catherine Gueguen. Dans mon mémoire à l'école d'infirmière et dans celui de l'école de puéricultrice, je me suis penchée sur l'importance du vécu de ce petit être in utero, *du dialogue avec le ventre et le continuum qui se déroule après la naissance de bébé à travers le lien d'attachement qui se tisse durant toute la grossesse et après la naissance. Je pense qu'être un bébé hapto est un plus pour l'ouverture sur le monde. »*

Emma, fille de Laurence

« En tant que thérapeute, je m'intéresse à toutes ces pratiques de santé douces depuis des années, mais je ne connaissais pas l'haptonomie. Quand je suis tombée enceinte, c'était naturel d'essayer cette approche. Mais c'était surtout, au départ, une manière d'impliquer le futur papa. Nous étions en période Covid-19, et il ne pouvait assister à aucun de mes rendez-vous médicaux, à part les échographies. Nos séances d'hapto, c'était donc le seul moment qu'on avait tous les deux autour de notre bébé. C'était vraiment hyper précieux.
Ces séances ont été très fortes en émotions. On pleurait pratiquement à chaque fois ! Ce qui m'a le plus impressionnée, c'est que Julien arrivait vraiment à appeler le bébé avec ses mains. Qu'il les pose en haut ou en bas de mon ventre, notre bébé allait vers lui. Je trouvais ça fou ! J'avais l'impression qu'il avait un pouvoir magique de connexion, c'était très fort. Katixa me faisait aussi communiquer avec le bébé par la pensée. Et j'arrivais, juste par l'intention, à le faire redescendre ou remonter, le tout sans les mains. C'est vraiment très puissant.
Les séances d'haptonomie ont été presque la seule chose qu'on a eue pendant la grossesse. Pour tout vous dire, on a fait les séances de préparation classique en distanciel, avec des vidéos interminables. C'était la punition ! Les séances se focalisaient uniquement sur le côté mental, alors qu'on n'accouche pas avec la tête. L'haptonomie est la seule approche qui, à ce moment-là, faisait sens. La seule approche qui était dans le corps, dans le cœur, dans la douceur, dans l'accompagnement, l'écoute.
En pleine pandémie, on ressortait de nos séances d'hapto tellement détendus. Au-delà de la connexion avec le bébé, cela nous a permis de nous reconnecter en tant que couple. Je me souviens qu'on parlait de nous, et de nos problèmes de couple aussi. Katixa nous écoutait, nous accompagnait avec beaucoup de bienveillance, et ça nous faisait beaucoup de bien au-delà même de l'haptonomie. »

Louise Chabat (@louisechabat)

« J'ai découvert une méthode incroyable qui m'a véritablement fait entrer en connexion avec mon enfant. J'avais l'impression de me connecter avec lui : il réagissait à mes mains, à ma voix. Je pense qu'il m'entendait même déjà arriver. Avant que je pose mes mains sur le ventre de sa maman, il savait que j'étais là. C'était complètement fou, unique, inoubliable. Aujourd'hui, j'en parle à tous les futurs papas que je rencontre. C'est une approche qui devrait presque être obligatoire pour les papas ! »

Julien, conjoint de Louise

L’accompagnement aquatique : amener de la conscience corporelle et libérer les émotions

Avec Laurélène Chambovet, Water Doula et praticienne en thérapies psychocorporelles dans l’eau

Lors d’un trajet en métro, je suis tombée sur un tout petit article dans un journal. Une photo a attiré mon attention. Cela se passait dans une piscine, une femme en soutenait une autre qui s’abandonnait totalement… Le titre de l’article était « Le Watsu : une combinaison de shiatsu et d’eau. » J’ai trouvé incroyable cette ressemblance avec le Thérapeutique Bain Bébé. Vous ne le savez peut-être pas mais, bizarrement, l’eau n’est vraiment pas mon milieu naturel. J’en ai presque peur. D’ailleurs, je ne suis pas du tout une adepte de la piscine ni de la mer. Les bains non plus, ce n’est pas pour moi, je ne prends que des douches…

Quelques années plus tard, alors que j’étais en Autriche pour former deux personnes, celles-ci m’ont gentiment proposé de tester cette approche. Cela fut une expérience à la fois incroyable et perturbante, tellement proche de celle que je propose avec les nouveau-nés. Quelques années plus tard encore, une ostéopathe que je formais et qui est désormais à la tête d’un centre de soins, m’a proposé de tester l’expérience des massages flottants en eau chaude, une version très proche du Watsu. J’ai alors eu la chance de vivre encore une fois ces sensations extraordinaires et de découvrir mes surprenantes réactions à ce soin.

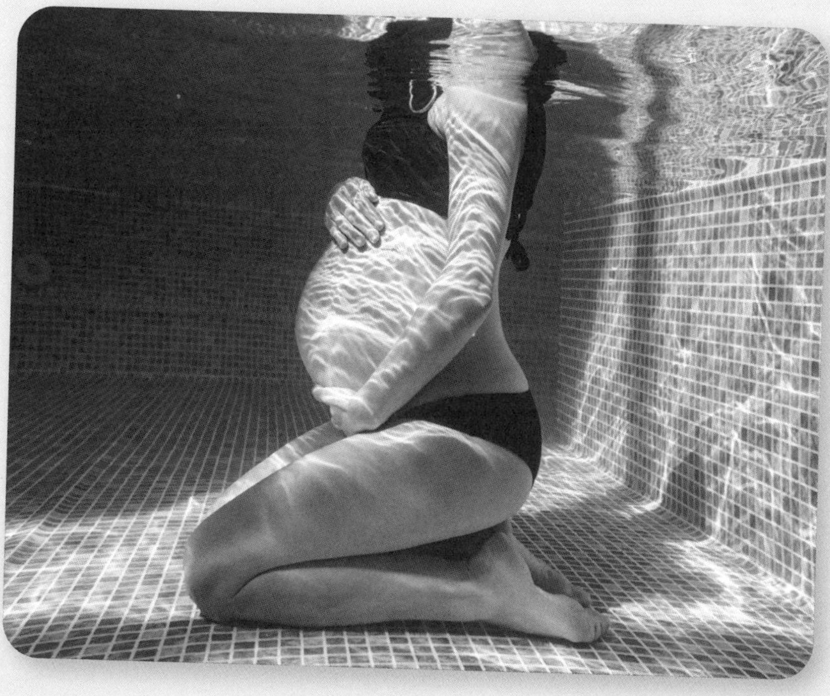

L'eau a décidément un pouvoir magique, qu'il n'est pas toujours aisé de mettre en mots. Mais Laurélène, que je connais maintenant depuis plusieurs années, a l'art et la manière de le faire. Passionnée par l'eau d'abord, puis par l'accompagnement périnatal et le métier de doula, elle a allié ces deux approches pour proposer aux femmes enceintes un accompagnement complet qui va bien au-delà d'une simple approche corporelle.

L'association de ce métier de doula et la pratique de ce soin ne peuvent faire qu'un très joli mariage. Ce soin dans l'eau, mélange d'ondulation, d'enroulement, de liberté et d'apesanteur, met en lien le corps, l'esprit et les émotions. Un accompagnement tellement précieux pendant la grossesse.

L'eau est mon espace d'exploration et de recherches depuis plus de dix ans. En anglais, on utilise le terme *aquatic bodywork* ; en français, on parle de « relaxation aquatique ». C'est une approche d'accompagnement somatique dans l'eau. En position allongée dans l'eau, les oreilles sous la surface, les yeux fermés, le système vestibulaire est modifié, le rapport au temps et à l'espace... C'est une porte d'entrée vers un état modifié de conscience. Certains parlent même de transe. L'eau permet d'amener à cette relaxation profonde qui passe, dans un premier temps, par une relaxation du corps, des muscles, des articulations, des fascias, ce qui favorise une meilleure circulation et une meilleure respiration. De cette façon, on favorise le dénouement des nœuds physiques et, ensuite, des nœuds émotionnels. En détendant le corps, on détend l'esprit et ainsi, les émotions peuvent faire surface et être accueillies. C'est donc un travail très profond, avec une véritable écoute du corps mais aussi de l'âme.

J'ai fusionné cette approche de thérapeute aquatique avec mon deuxième métier, celui de doula, pour créer, il y a sept ans, le projet Water Doulas. Nous sommes au service de l'accompagnement de la naissance, des femmes et des familles. L'eau est clairement une alliée de la grossesse, de la naissance et du post-partum. Je ne peux plus imaginer un accompagnement périnatal sans l'élément eau. Il n'y a pas forcément besoin d'une piscine ou d'un bassin, une baignoire peut suffire, ou alors une rivière, la mer. Le simple fait d'être en lien avec l'eau crée un espace où l'on peut venir nettoyer, se ressourcer, se voir. L'eau est une alliée idéale car elle est très englobante, elle entoure, elle soutient, elle contient. Ce sentiment d'appartenance me semble important à cultiver face aux questionnements et insécurités que peut révéler une grossesse physiquement et émotionnellement. En anglais, on utilise le terme *belonging* (sentiment d'appartenance). Nous travaillons sur les liens, le lien à soi, avec bébé, avec les partenaires. Ces liens qui existent dans nos histoires personnelles et nos écosystèmes. L'eau est l'élément d'où l'on vient : le bébé grandit dans le liquide amniotique, et nous sommes faits principalement d'eau. Elle circule dans notre corps, fait circuler nos émotions à travers tous nos liquides, notre transpiration… Le cycle de l'eau passe à travers notre corps, et c'est cette résonance qui est travaillée dans notre pratique.

La personne qui reçoit le soin est très proche de la thérapeute. Elle se dépose dans ses bras. Elle n'est pas portée, c'est l'eau qui la porte. Elle est bercée, le corps est mis en mouvement, dans une écoute intime et profonde des besoins qui émergent du rythme de la personne. La thérapeute peut par exemple tenir la tête de la personne en créant des formes ondulatoires et le corps suit, porté par l'eau. Ce sont des mouvements qui sont quasiment impossibles à faire à terre. Dans l'eau, on a accès au corps à 360°, on peut aller au bout de l'enroulement, alors que sur une table ou au sol, il y a toujours une résistance à un moment donné. D'une certaine manière, cela donne la sensation de pouvoir aller jusqu'au bout du mouvement. Il peut également y avoir des passages sous l'eau, à l'écoute du silence intérieur où la respiration prend toute sa place. Les passages sous l'eau sont des moments où l'esprit lâche, où le mental se repose.

Une mise en mouvement intuitive

En prénatal, nous travaillons aussi beaucoup sur la conscience corporelle, pour laisser le corps parler. L'idée est que la personne retrouve son propre mouvement intérieur, ce qui me semble essentiel pour l'accompagnement d'une grossesse : amener chaque femme à être en lien avec ce qu'elle ressent, à s'autoriser à bouger comme elle le sent. L'avantage de l'eau, c'est qu'on ne se voit pas, et qu'on ne se regarde pas : quand on est immergée dans l'eau et qu'on ferme les yeux, le regard se tourne vraiment vers l'intérieur. Lors des séances, j'aime bien mettre de la musique ou chanter, et inviter les femmes à prendre simplement conscience de leur corps. Par exemple, je leur montre que si elles plient un genou à l'intérieur, les ischions vont s'écarter ; que si elles écartent les genoux, les ischions se rapprochent… Amener de la conscience corporelle est essentiel pendant la grossesse mais bien sûr, il ne s'agit pas de faire un cours de préparation à la naissance, qui est réservé aux sages-femmes.

Notre travail est complémentaire. Le mouvement et la détente profonde aident très souvent les femmes à soulager leurs douleurs physiques.

Des besoins différents

Je suis toujours surprise de voir tout ce qui remonte de l'histoire personnelle pendant ces séances. Je vois la maternité comme un rite de passage, et je trouve que l'eau l'accompagne très bien. En tant que doula, nous avons aussi une place particulière qui ressemble à celle de l'eau… La doula contient, en restant neutre… On épouse les limites et les contours. Nous essayons parfois aussi de redonner sa place au sacré, et bien souvent, c'est ce qu'attendent les femmes qui viennent nous voir : faire de la place pour la connexion à notre nature tout en gardant de la simplicité dans les gestes. Certaines cherchent juste à se détendre et à passer un bon moment et c'est très bien comme ça aussi. D'autres viennent pour des douleurs physiques, d'autres encore parce qu'elles ressentent des blocages qui ne se racontent pas par les mots.

Il arrive que des souvenirs émergent dans les séances, certaines sensations peuvent refaire surface : le thème de la peur de l'eau, de la vie intra-utérine, parfois même de la mort, des enfants non nés qui n'ont pas été « digérés ». Ces portes s'ouvrent vers l'intérieur, en douceur, avec beaucoup de respect.

Accompagner les pleurs

Dans l'eau, on travaille donc aussi sur l'accompagnement des peurs. Je raconte souvent l'histoire de cette femme qui est venue un jour me voir en me disant : « J'ai peur de l'accouchement. » Pendant la séance, elle a pleuré quasiment tout le temps dans mes bras et, à la fin, elle m'a dit : « Je ne sais pas de quoi j'avais peur, mais je n'ai plus peur… » Je pense que parfois les mots ne suffisent pas ou sont trop difficiles à poser, et que c'est peut-être dans le silence, grâce au toucher que l'on arrive à déposer nos inquiétudes les plus profondes. Parfois, si je sens que quelque chose bloque, je relève la personne et lui demande si tout est OK pour elle, si on peut aller plus loin.

Il n'y a aucune obligation. Le consentement est essentiel. C'est important que la personne sente que je suis entièrement à son écoute, et qu'elle puisse s'autoriser à dire : ça, c'est confortable, ça c'est inconfortable… Réapprendre à entendre et poser nos limites, c'est ça aussi « prendre soin ».

En séance individuelle ou collective

Les séances peuvent se dérouler en collectif, c'est ce que j'appelle Piscine Naissance®. Les séances durent entre une heure et une heure et demie dans une eau à 33 °C. C'est un espace de relaxation profonde et d'expression libre, une approche somatique de l'expression corporelle. Je propose aussi des cours collectifs pour les couples, ou plutôt pour les duos (parce que, parfois, des mamans célibataires viennent avec leur mère, leur sœur, leur doula…).

Je propose aux femmes que j'accompagne de faire au moins une séance en couple, un peu avant la naissance. Ainsi ils se retrouvent avant le jour J, et peuvent recréer la bulle. Très souvent, je constate qu'en fin de grossesse, il y a un peu de stress dans le couple, quelques reproches (« Tu n'as pas fait ceci », « Il manque cela… », « Tu n'es pas assez impliqué… »). Ce moment où l'on se retrouve permet de se détendre, de se « sentir famille ». Le ou la partenaire fait flotter la mère, puis inversement, et ensuite je les fais flotter ensemble. C'est un moment souvent incroyable qui dénoue tant de choses. C'est vraiment magique, les liens vont se faire tout seuls. Il n'y a même pas besoin de le dire.

Il y a ensuite les séances individuelles focalisées sur la maman en lien avec son bébé. Là, elles peuvent exprimer certains inconforts, par exemple un manque de sommeil, des douleurs au niveau du dos… Ces séances ont pour but de permettre à la maman de se détendre vraiment complètement. On va aussi travailler sur la mise en mouvement et le lien avec le bébé. De nombreuses émotions peuvent émerger à ce moment-là, et mon rôle est d'accompagner la maman dans ce ressenti, d'être à l'écoute de ce qu'elle vit.

Comment trouver un·e thérapeute en accompagnement aquatique ?

La thérapie aquatique porte différents noms. L'école principale, la plus connue, est le watsu. Mais il y en a d'autres : le janzu, l'atma, le water dance, le wata, la healing dance, l'aguahara, le water rebozo, l'ostéopathie dans l'eau et bien sûr les water doulas... Certaines de ces approches proposent un accompagnement spécifique pour les femmes enceintes. Chez Water Doulas, nous avons la spécificité de coupler la thérapie aquatique et l'accompagnement par une doula. Au final, peu importe la technique que vous choisissez, le principal est de trouver la bonne personne, celle avec qui vous vous sentez bien.

Plus d'infos sur :
Waterdoulas : www.waterdoulas.com
Watsu : www.watsu.fr
Janzu : www.janzu.fr
Atma : www.centre-atma.com

Pour contacter Laurélène
Site web : www.laurelene.com
Instagram : @aquaserena @waterdoulas

Se relier à l'eau, en découvrir à la fois toute la puissance et la douceur, dénouer les tensions, renouer les liens... : ces mots de Laurélène me parlent tellement ! L'exercice qu'elle vous propose – prendre un bol ou une louche d'eau chaude que vous versez sur votre visage, en pleine conscience – me fait aussi tellement penser aux débuts de cette magnifique aventure qu'est le Thérapeutique Bain Bébé : j'étais sous ma douche, une eau chaude qui coulait sur mon visage et là, la lumière s'est allumée en moi. Sa pratique et la mienne présentent beaucoup de points communs. Elle s'occupe des femmes et des familles pendant la grossesse, et moi à la naissance. Une belle continuité.

Exercice

Je vous invite à découvrir les qualités de l'eau, et à prendre le temps d'entrer en lien avec elle. Dans une baignoire, prenez un bol ou une louche et versez de l'eau sur votre visage et votre corps. Le but est d'amener de la conscience dans votre corps, dans votre lien avec l'eau, de vous laisser traverser par l'eau, et d'amener de la fluidité. Mettez de la conscience dans le geste avec la louche, répétez-le plusieurs fois. Sentez l'eau couler. Concentrez-vous sur les sensations, dans un état de réception et d'ouverture. L'eau est à la fois douce et véritablement puissante : elle est ainsi capable de repousser les montagnes. Elle est votre alliée pendant la grossesse et l'accouchement.

ELLES RACONTENT…

« Ce moment a été pour moi une réelle découverte dans mes sensations. J'avais l'impression d'être en apesanteur et de pouvoir lâcher tout ce qui, le reste du temps, me maintient et me tient (tant dans le corps que dans les pensées). Une vraie pause dans le temps. L'eau m'a évoqué – c'est sans doute évident mais je l'ai ressenti de manière forte – une grande régression vers un état archaïque de laisser-aller. Le moment de l'apnée a été peut-être moins « agréable », dans le sens relaxation, mais je l'ai trouvé très instructif. J'ai bien entendu le lien que tu as fait avec la douleur et je pense que je garde cette référence pour le moment où la douleur sera là. J'ai souvent eu la sensation de manquer d'air lors de cette grossesse, allongée ou quand il fait un peu chaud. Les grandes respirations après les apnées m'ont fait penser que j'avais encore une bonne capacité à prendre de l'air quand j'en avais besoin ! Aussi, j'ai été assez sensible aux effets de lumière, car même les yeux fermés, je pouvais percevoir différentes luminosités au gré des mouvements. Comme si j'explorais un monde fait de sensations très pures et simples, très beau. Une expérience hors du commun que je recommande autour de moi (à mon compagnon en premier !). »

Mathilde

« Grâce à la puissance mystique de Laurélène, les tensions s'échappent et laissent place à un apaisement. J'en ressortais différente à chaque fois. J'ai pu visualiser davantage un accouchement heureux et harmonieux comme je le désirais. Les séances m'ont aidée aussi à prendre davantage conscience du choix des mots ainsi que de la connexion déjà établie que j'avais avec mon bébé. Dans mon cas, cette connexion avait tardé à se faire… Durant les séances, j'ai senti que mon bébé aussi profitait du bienfait de l'eau et sentait que j'étais heureuse. On nageait ensemble, c'était magique. C'est comme si on ne formait plus qu'un seul être : ma fille Yuna dans son liquide amniotique et moi dans l'eau… »

Yasmin

« À la fin de la séance, si tu as envie de danser, danse ! », m'avait dit Laurélène après avoir rapidement évoqué comment allait se dérouler cette séance de relaxation dans l'eau... J'avoue ne pas avoir compris mais j'acquiesçais, prête à me laisser surprendre par cette expérience nouvelle offerte par mes amies. Portée par l'eau et soutenue par quelques flotteurs, Laurelène me transporte littéralement. Les yeux fermés, le corps léger (malgré mon ventre de sept mois), je flotte et perds la notion du lieu et du temps, guidée par Laurélène. Puis son contact se fait plus discret et une nouvelle chorégraphie s'installe. Je sens mon bébé qui remue : chaque petite vague qu'il émet se transmet à mon corps détendu. C'est lui qui mène la danse ! À cet instant les rôles sont inversés : ce n'est plus moi qui le transporte et le ballotte dans mon ventre – c'est lui qui donne l'impulsion. C'est un moment précieux, une rencontre avec ce petit être, un vrai cadeau. Merci ! »

Joanna

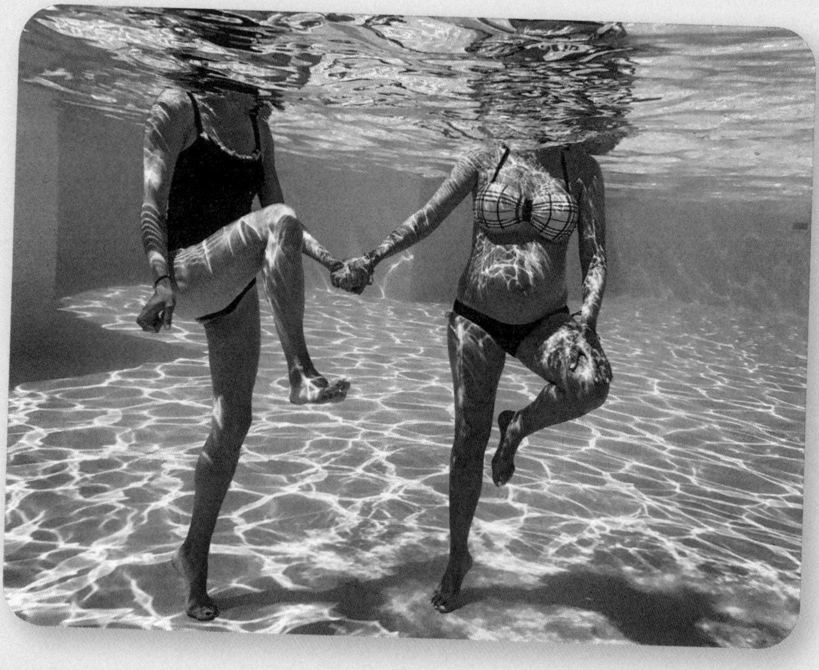

Le chant prénatal : vers une naissance en toute en harmonie

Avec Éléonore Gratton, artiste pédagogue, professeure de yoga, comédienne et chanteuse

Parmi toutes les méthodes d'accompagnement à la grossesse, le chant prénatal est sûrement l'une des approches que je connais le moins... J'en ai entendu parler mais j'avais du mal à comprendre son intérêt. Or dans ce livre, je voulais vous faire découvrir des soins et des accompagnements dont on ne parle pas suffisamment.

Je pense qu'on est à peu près tous d'accord pour dire que la vie, la Terre n'est qu'énergie, vibrations, résonances. Lorsque l'on parle de chant prénatal, de voix, d'écho, de souffle et de respiration, je me dis que ce sont des outils à la portée de tout le monde, et qu'il n'y a pas besoin de compétences particulières. En Namibie, dès que la femme est dans le désir d'avoir un enfant, elle se prépare à accueillir dans son esprit et dans son cœur un chant qui sera en lien avec son bébé.

Éléonore nous explique qu'elle chante depuis qu'elle est toute petite, et c'est pendant ses grossesses qu'elle a découvert les bienfaits du chant sur le fœtus mais aussi sur sa relation à son corps. Également professeure de yoga, elle s'est formée à cette pratique qui en est, selon elle, un prolongement. Elle nous explique les origines de cette approche, ainsi que son intérêt pendant la grossesse, à la fois pour le bébé et pour la maman.

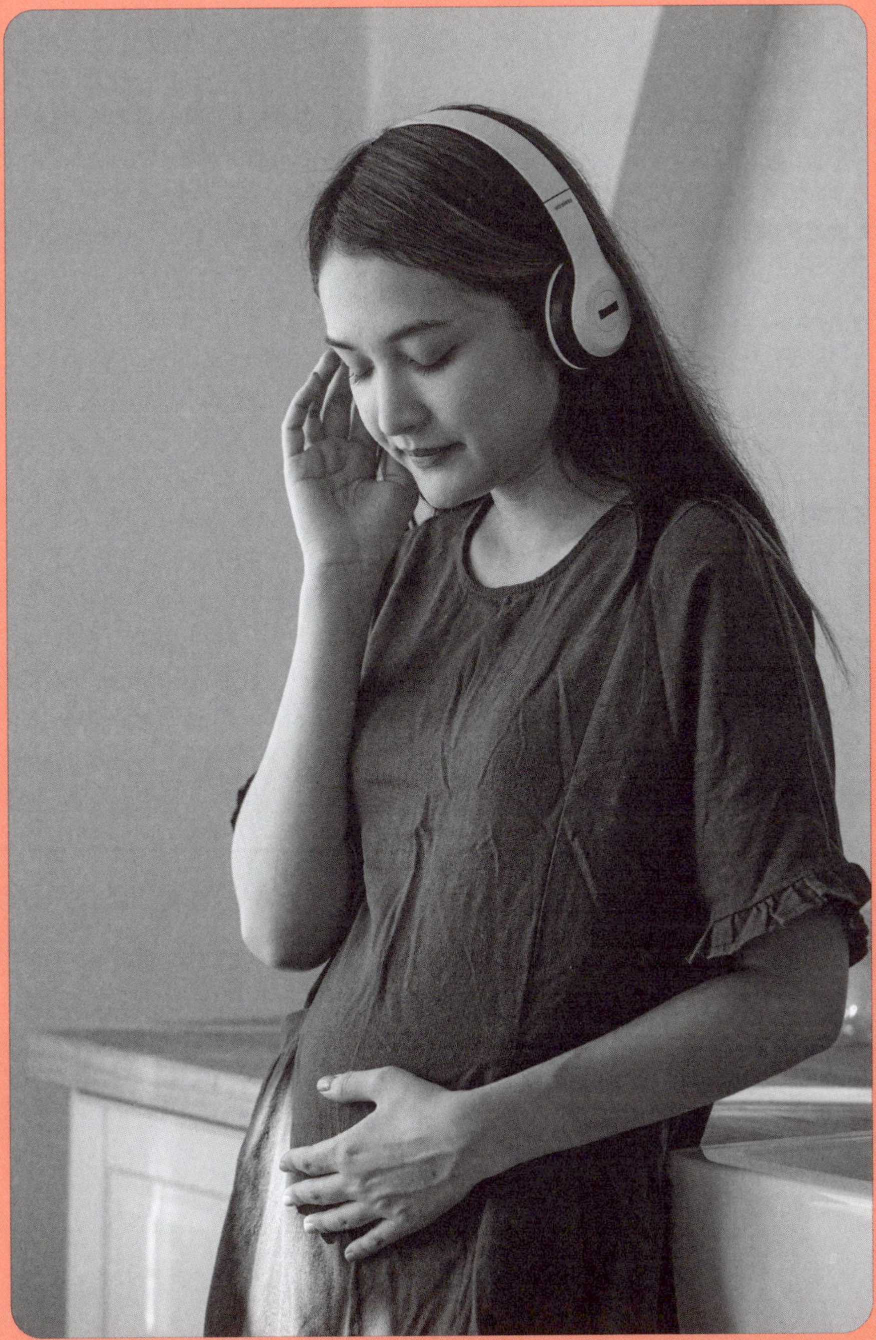

Enceinte de mon premier enfant, je préparais un spectacle pour enfants dans lequel je chantais. J'avais également une échéance pour mon diplôme au conservatoire, donc je chantais beaucoup. Et plus j'avançais dans ma grossesse, plus je prenais conscience que ce bébé qui était dans mon ventre devait obligatoirement recevoir tous les sons que je produisais. J'avais aussi remarqué que tout mon travail autour du souffle, du yoga et du chant m'aidait, en quelque sorte, à faire de la place à ce bébé dans mon corps et à être en relation avec lui. Quand j'ai accouché par césarienne, ce qui a été difficile à vivre pour moi émotionnellement, tout ce travail m'a également aidée. Lors de l'anesthésie et pendant l'intervention, j'ai chanté, j'ai respiré, je suis restée à l'écoute de mes sensations corporelles et de la naissance. Je m'appropriais cet accouchement malgré la césarienne.

Enceinte de mon deuxième enfant, j'ai voulu en savoir plus sur le chant prénatal. J'ai suivi deux séances de chant individuel, et j'ai compris cette approche. Je l'ai mixée avec tout ce que j'avais déjà personnellement exploré au niveau du chant, de la respiration et du corps. Je faisais des mouvements lents, je me massais beaucoup le ventre, je bougeais mon bassin et j'émettais des sons en conscience, non pas des vocalises pour travailler mon instrument voix, mais des sons en conscience pour me relier à mon bébé, pour me relier aussi à ma colonne vertébrale, à mes hanches, à toute mon enveloppe corporelle. J'avais ainsi l'impression de devenir actrice de ma grossesse, de pouvoir percevoir les différentes étapes, les différents états émotionnels. Je créais un espace dédié à la gestation, une bulle entre mon bébé et moi, un lien très particulier. J'incluais également le papa, pianiste, en me plaçant sous le piano pour recevoir les résonances de l'instrument, tout en chantant. Le salon devenait un champ d'exploration sonore pour le bébé à venir. Après la naissance de ma fille, j'ai donc décidé de me former à ce protocole auprès de l'Association française de Chant Prénatal, afin de pouvoir moi-même proposer des séances. J'avais compris qu'être chanteuse ne suffisait pas, il y avait un processus particulier. On peut d'ailleurs être animatrice de chant prénatal sans être chanteuse professionnelle, tout comme les futures mamans peuvent faire du chant prénatal sans avoir déjà

La grossesse est l'une des occasions pour se décharger de celles qui sont trop lourdes, afin de ne pas les transmettre à son tour à nos enfants. J'ai aujourd'hui un seul regret : ne pas avoir davantage questionné ma mère. Mon conseil serait le suivant : intéressez-vous à votre histoire familiale, soyez curieux et curieuses. Tant que vous le pouvez encore, demandez à vos parents et à vos grands-parents de vous raconter leur vie, leurs blessures... Ne laissez rien caché, et parlez !

Assurez-vous, enfin, de faire appel aux services d'une personne sérieuse et qui a de l'expérience et des connaissances spécifiques en matière de maternité. Je tiens à vous rappeler ici que ces soins viennent en compléments de surveillance et de soins médicaux dits plus conventionnels ; ils ne viennent en aucun cas les remplacer.

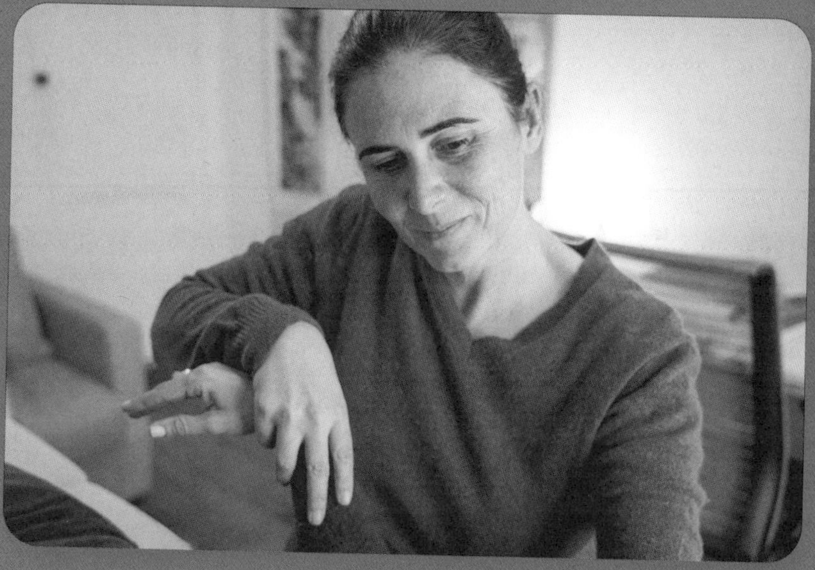

Comment trouver un·e kinésiologue ?

En France, la kinésiologie est une profession non réglementée et non reconnue par l'État. Il est conseillé d'aller voir un·e kinésiologue certifié·e par une école : cela veut dire qu'il ou elle a suivi le nombre d'heures de formation adéquat et a été validé·e par ses confrères ou consœurs. La consultation doit être réalisée en présentiel car l'outil de base est le test musculaire, donc le toucher. N'acceptez jamais une consultation à distance, en visio : c'est une dérive qui n'est absolument pas approuvée par la profession.
Plus d'infos sur :
Fédération française de kinésiologie : www.federation-kinesiologie.fr
Syndicat national des kinésiologues : www.snkinesio.fr

Pour contacter Laure
Site web : www.laurefanchini-kinesio.fr/
Instagram : @laurekinesio

ELLES RACONTENT…

« J'avais un désir de grossesse mais je n'arrivais pas à tomber enceinte. Je n'avais aucun problème physiologique, si ce n'est une hyperprolactinémie (un taux de prolactine trop élevé). La prolactine est une hormone qui joue le rôle de frein naturel à la capacité de reproduction. En kinésiologie, j'ai pu explorer ma mémoire cellulaire, notamment une souffrance appartenant à ma mère qui avait vécu une enfance difficile, avec un père violent et une mère qui laissait faire. L'empreinte gravée dans ses cellules était une marque d'abandon. Sa mère n'était pas intervenue, elle avait donc en quelque sorte abandonné ma mère. Mon programme de lien sécurisant mère/enfant avait besoin d'être reprogrammé, ré-enregistré. J'ai su mettre de l'amour et de la lumière sur l'histoire de ma mère, et j'ai pu me libérer de ce schéma bloquant et de cette peur totalement inconsciente (celle de ne pas être une mère sécurisante pour mon enfant à venir). Après deux séances, mon taux de prolactine était revenu à la normale et je suis tombée enceinte quelques mois plus tard. »

Pauline

« J'avais une grande phobie de l'accouchement. Je n'étais jamais tombée enceinte, je ne me souvenais pas avoir eu de traumatisme d'ordre physique ou psychique. Pourtant j'avais cette phobie inexpliquée et qui allait à l'encontre d'un grand désir de maternité. En séance de kinésiologie, mon inconscient m'a ramenée à ma propre naissance. Tout de suite, je me suis souvenue de ce que ma mère m'a raconté : « Tu m'as déchirée, il y a eu beaucoup de sang, tu es partie en couveuse directement, et les médecins m'ont dit : 'Ne vous inquiétez pas madame, si elle ne survit pas, vous êtes jeune, vous pourrez en avoir d'autres'». Il y avait donc bel et bien un traumatisme à ma naissance, tant pour ma mère que pour moi ! Une grande peur de la mort s'était installée, une culpabilité pour l'enfant car le nouveau-né « sait » qu'il a fait mal à sa mère en arrivant, une séparation brutale avec une immense confusion. En remettant de la compréhension sur ce qui s'est joué réellement et en colorant cet événement d'un nouveau sentiment de sécurité et de lien mère/enfant solide et apaisé, j'ai réussi avec ma kinésiologue à déprogrammer cette phobie et à appréhender ma grossesse sous un nouvel angle, sous l'angle de l'adulte que je suis aujourd'hui. »

Nadia

« J'avais envie de fonder une famille, moi et mon mari étions prêts à accueillir un enfant mais quelque chose me retenait, m'angoissait, je ne savais pas quoi ni pourquoi. En séance de kinésiologie, ma mémoire cellulaire a révélé un traumatisme transgénérationnel : mon arrière-grand-mère était morte en couches. Une mémoire s'était alors inscrite chez moi avec le schéma qui va avec : mettre un enfant au monde, c'est se sacrifier. Sacrifier sa propre vie. »

Théa

Les groupes de parole pour les futurs pères : offrir une place aux pères

Avec Christian Arias, psychologue clinicien et animateur de groupes de parole pour les futurs pères

Accompagner la grossesse autrement, c'est aussi penser, dès le début, à la place du futur papa. Je suis vraiment heureuse de laisser toute sa place à ce sujet, qui me paraît indispensable et d'utilité publique. On a plutôt l'habitude de parler du père une fois que le bébé est né, et encore… Cependant, dès l'annonce de la grossesse, ou un peu plus tard, on peut parler, chez le futur père, d'une « gestation mentale » qui, forcément, fait naître des questionnements, des doutes et des craintes.

Le père peut partager un peu de ce qu'il ressent mais, plus souvent, il se censure, n'osant pas trop mettre en lumière cette partie émotionnelle. La société demande à cet homme de s'investir plus dans la parentalité mais, en même temps, elle ne l'aide pas beaucoup à déterminer ses nouveaux repères. Et puis, il faut encore et toujours composer avec cette image encore prégnante aujourd'hui de l'homme fort et viril.

Moi qui suis aux côtés des parents depuis près de 45 ans, j'ai remarqué l'évolution de la place du coparent, et je ne peux que saluer l'implication croissante des pères, et leur souhait d'être présents à chaque instant.

Bien sûr, il y aura toujours quelqu'un pour dire : « Mais il ne fait rien d'exceptionnel, c'est sa place. » Bien sûr, c'est sa place, autant que pour la maman.

C'est pour répondre à toutes ces problématiques, pour accompagner les futurs pères à trouver et à prendre leur place que les groupes de parole sont à mes yeux indispensables. Christian, psychologue clinicien et également formateur à L'École du Bien Naître et au COPES (www.copes.fr), anime depuis plusieurs années le groupe « Paroles d'hommes » à la maternité des Bluets (Unité de Périnatalité Parent-Bébé – CHI Créteil), une maternité parisienne à la pointe sur tous ces sujets. Il nous explique comment ces groupes ont évolué, quelles sont aujourd'hui les principales préoccupations des pères, et comment ces groupes peuvent les aider.

Avant de lui laisser la parole, je précise que dans ce chapitre, nous parlerons uniquement des pères « hommes », car ces groupes leur sont pour l'instant réservés. Mais comme nous l'expliquera Christian, peut-être qu'à l'avenir, les choses changeront pour proposer également cette option aux autres coparents…

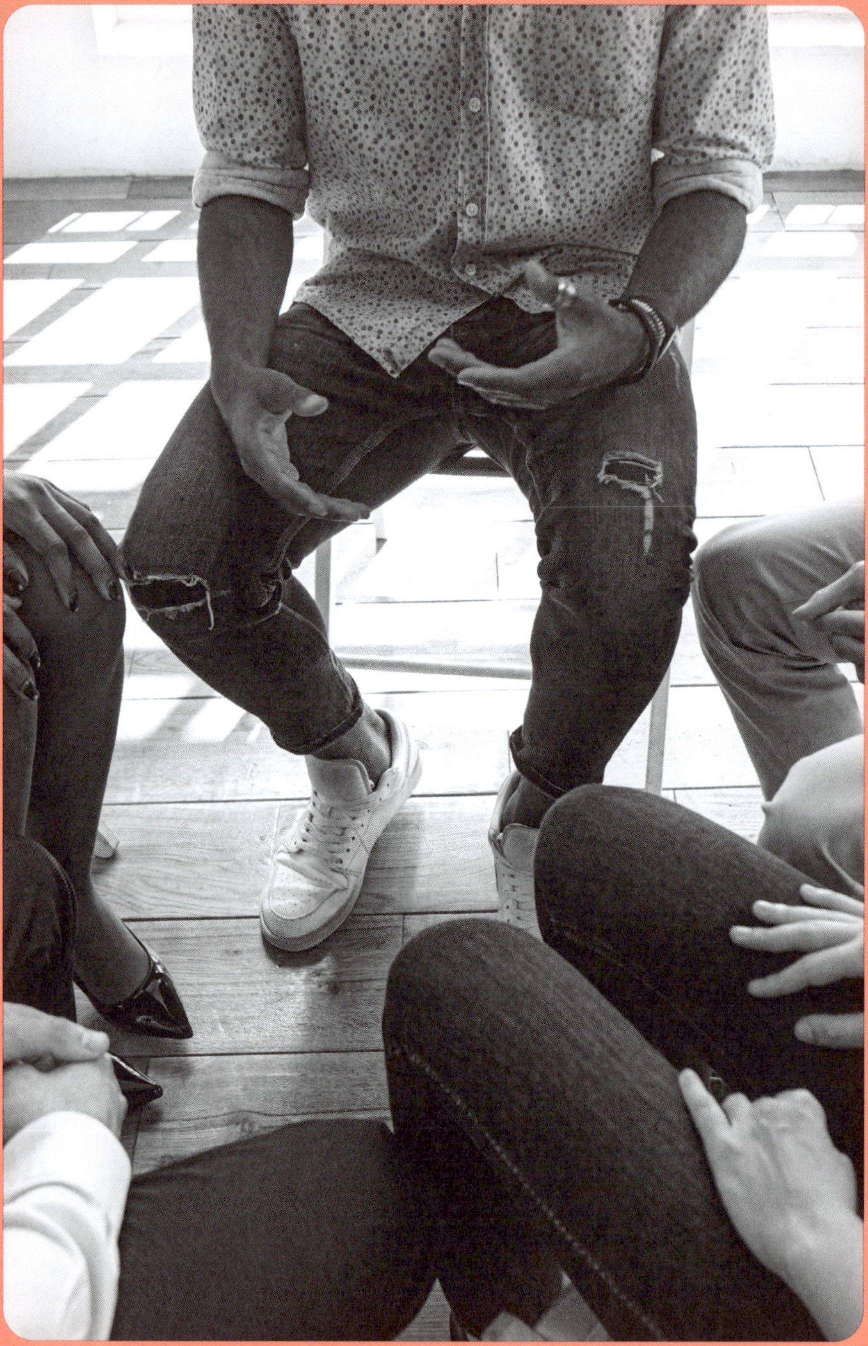

« Paroles d'hommes » a été créé il y a 30 ans, au départ uniquement pour réfléchir à la place du père en salle d'accouchement. Depuis, avec l'évolution de la société, celle de la maternité et celle de la place que les hommes ont souhaité se donner, les thématiques abordées se sont très largement diversifiées. En sept années d'exercice, j'ai pu moi-même constater de nombreuses évolutions au sein de ces groupes. Au début, j'entendais assez souvent des phrases du type : « Je me sentirai père à la naissance » ou « Quand il me fera un sourire » ou « Quand il me dira papa ». Il y avait encore une vision un peu traditionnelle de la paternité. Au fur et à mesure, cela a beaucoup changé, et j'ai vu de plus en plus d'hommes commencer à se poser des questions sur leur relation avec le nouveau-né et avant même, avec le fœtus. Dans mon tout dernier groupe, les participants ont passé un quart d'heure à se demander si leurs bébés les entendaient quand ils leur parlaient. Ils étaient aussi étonnés de comprendre que, lorsqu'ils touchaient le ventre de leur compagne, le bébé ne bougeait plus car il venait se lover contre leur main.

Une multitude de sujets abordés

Dans ces groupes, je constate de plus en plus d'échanges autour de l'allaitement, avec des questions sur le rôle qu'ils peuvent jouer si leur compagne décide d'allaiter leur bébé au sein. C'est un sujet dont ils se saisissent avec fascination et même en se donnant entre eux certains conseils. Des hommes qui se donnent des conseils prudents entre hommes sur un sujet typique des femmes : révolutionnaire, non ? Il y a aussi de nombreuses questions autour de l'accouchement. Ordinairement, la première question est la suivante : « Où s'installer auprès de sa compagne pour l'accompagner ? » Aligné à son niveau avec le regard dans la même direction ou bien entre ses jambes pour « regarder » le petit être sortir, avec l'autorisation de madame ? Ils se demandent aussi quels pourrait être leur rôle ou fonction : être le porte-parole de la mère ? celui de paratonnerre rassurant ? ou encore celui du bodyguard, à la fois kiné, ostéo et coach sportif affûté, préparé à lutter contre la douleur avec leur tendre aimée en soutenant l'effort animal que convoque l'accouchement ? D'autres encore s'interrogent sur le travail partenarial qu'ils souhaitent engager avec l'équipe soignante et médicale, se positionnant comme un « assistant » bis du travail de l'accoucheur. Pas simple en définitive cette place à l'accouchement. Certains osent aussi dire qu'ils ne sont pas sûrs de vouloir y assister. Je trouve cela très fort, car c'est le signe que ces hommes prennent de la distance par rapport à ce que la société attend d'eux. Et ils osent le dire dans un groupe d'hommes, ce qui est d'autant plus intéressant car immanquablement, dans ces groupes, il y a quelque chose de l'ordre du rapport de force. Entre hommes, on hésite d'autant plus à montrer ses faiblesses. Je trouve cela intéressant parce que l'ambiance de ces groupes est quand même assez virile. C'est d'ailleurs quelque chose que je cherche à valoriser car je crois que les hommes peuvent se sentir solidaires à travers ce sentiment implicite de virilité partagée à condition qu'il s'exprime sans excès et soit déjà quelque peu attendri. C'est génial de voir ces hommes conjuguer tendresse et virilité, s'approprier aussi tous ces sujets tout en démontrant un profond respect vis-à-vis de la place de la femme, de la mère, et de leur conjointe dans la société. Leur première préoccupation, souvent, est de trouver la bonne distance.

Dans les groupes de parole, les futurs pères parlent aussi beaucoup de leur rapport au travail. Dans la paternité traditionnelle, le travail est un thème important : l'image de l'homme qui doit ramener l'argent à la maison est malgré tout encore très ancrée, tant chez les hommes que chez les femmes. Mais cela évolue : les pères confient leur volonté de s'impliquer davantage dans le quotidien, parfois de diminuer leur temps de travail au profit de leur famille, bien que l'implication parentale demeure maternelle.

Parmi les thèmes récurrents, il y a aussi, parfois, celui du sexe du bébé. Quand j'ai commencé le groupe, cette thématique débouchait toujours sur un parallèle avec la relation qu'a eue l'homme avec sa mère (si c'est une petite fille) ou avec son père (si c'est un petit garçon). Aujourd'hui, quand ce thème du sexe de l'enfant est abordé, la tonalité est très différente, car elle débouche presque toujours sur le sujet des violences de genre. Si c'est un petit garçon, les futurs pères sont très nombreux à se demander : « Comment vais-je faire pour qu'il devienne un homme bien ? » Et si c'est une petite fille : « Comment vais-je faire pour qu'elle ne soit pas victime de violences ? » Je trouve cette évolution très forte et très intéressante. Tous ces thèmes de société, ces réflexions autour de la masculinité toxique, du féminisme, des rapports de domination imprègnent nos groupes de parole, et c'est, je pense, une avancée formidable.

Certains hommes racontent aussi l'histoire de leur paternité et parfois évoquent un deuil périnatal qu'ils ont traversé. Le groupe prend alors une tout autre dimension. Cela a été le cas dans l'un de mes groupes récents, et le hasard a fait que ce papa a été le premier à prendre la parole. La dynamique de groupe a forcément été impactée par son histoire, mais tous les autres hommes ont montré un respect absolu vis-à-vis de ce qu'il a vécu. C'est véritablement incroyable car ces hommes se respectent, se soutiennent et peuvent, lors de ces groupes, parler de tout ce qu'ils souhaitent. Il en ressort une profonde humanité qui est vraiment belle à observer et à reconnaître.

Créer une équipe qui gagne

Il faut cependant préciser que les pères que je reçois dans ces groupes de parole sont parmi les plus motivés, les plus intéressés, les plus déterminés, les plus féministes aussi. En général, ils participent également à quasiment tous les ateliers de préparation à la naissance. La maternité des Bluets est par ailleurs une maternité particulière (elle fait partie des 72 maternités françaises porteuses du label Initiative Hôpital Amis des Bébés[1]). Mais en réalité, une grande partie des futurs papas hésitent à s'investir autant dans la grossesse. Souvent parce qu'ils considèrent que c'est un monde de femmes. Aussi, parce que les professionnels de la périnatalité s'adressent peu à eux

1 i-hab.fr

et peuvent être déboussolés dans leurs repères par l'accueil d'une voix et d'une préoccupation masculine. Les stéréotypes sont encore bien ancrés dans les mentalités, et le fait de voir peu de professionnels hommes dans le monde de la périnatalité n'aide pas à ce qu'ils trouvent leur place. La société ne les aide pas beaucoup non plus. Le congé paternité un peu plus long, c'est une bonne idée, mais ce n'est pas suffisant. S'il était obligatoire, cela pousserait peut-être les hommes à s'investir davantage. Mais c'est un sujet complexe. L'implication nouvelle des pères modernes – pas si nouvelle que cela en réalité – peut conduire à des déséquilibres dans les rôles traditionnellement assignés entre père et mère. Une étude récente[2] a par exemple montré que dans les couples où les hommes sont un peu plus « expertisés » pendant la grossesse (c'est-à-dire qu'ils ont reçu des connaissances sur le développement du bébé, sur des techniques de portage, de soin, de puériculture...), ceux-ci montreront plus d'initiatives avec leurs bébés dès le début de sa vie. Cet engagement pratique des hommes auprès de leur nourrisson conduit pourtant à une conséquence inattendue puisque cette même étude a montré que le couple sera lui davantage sujets aux conflits. Il est donc important de trouver le bon dosage, de faire comprendre aux pères qu'ils sont partenaires, pour que cela ne devienne pas une forme de compétition. Or pour les hommes, la compétition, c'est souvent quelque chose de très important. Et pour les femmes, leur laisser un peu plus d'espace n'est pas une mince affaire non plus...

Moi, j'aime bien leur faire comprendre qu'ils sont coparents car ça sous-entend l'idée d'équipe. La métaphore du foot marche forcément très bien : pour qu'une équipe gagne, il faut un attaquant et un défenseur. Chacun va trouver sa place mais c'est ensemble que cela fonctionne. C'est à chacun de trouver les bons ajustements. La grossesse et encore plus l'arrivée du bébé viennent révéler les valeurs éducatives de chacun, qui se confrontent. Le couple se rencontre alors dans ses différences, et parfois ce sont des

---

2 Favez N., Tissot H., Frascarolo F., Stiefel F., et Despland J.N., « Sense of competences and beliefs about parental roles in mothers and fathers as predictors of coparenting and child engagement in mother-father-infant triadic interactions », *Infant Child Developpement*, 2016 (25): 283-301.

situations difficiles à gérer. Et pas que dans les couples dits mixtes ou transculturels. On n'élève pas les bébés de la même façon en Bretagne et en Occitanie par exemple, de même comme un homme ou une femme. Et tout cela, ça oblige à parler, à négocier, à expliquer, à lever les malentendus.

Écoute et soutien

Certains parlent aussi de ce que cette grossesse change dans leur couple. Les hommes se disent alors souvent en difficulté pour comprendre leur conjointe, et mettent tout sur le compte des hormones féminines en ébullition qui ont forcément bon dos. Ils se sentent à rebours et en retard au regard de leur conjointe qu'ils trouvent obnubilée par le « baby-boom » et d'autres activités de préparation anticipatrices. Ils perçoivent ainsi que leur couple commence à prendre une autre forme, une version parentale, autrement mature. D'autres confient que le soir, ils n'ont plus trop envie de rentrer à la maison, et qu'ils s'investissent encore plus dans leur travail. Certains acceptent de confier qu'ils ne vont pas bien, mais qu'ils ne savent pas pourquoi. Ils ne veulent pas inquiéter leur conjointe, alors ils ne disent rien d'autant plus que personne ne leur pose la question de comment ils vont eux. Venir expliquer tout cela en groupe, face à d'autres futurs pères comme eux, leur fait énormément de bien. Juste qu'ils puissent le dire, et que d'autres les écoutent, cela les aide. Quelque chose se crée au sein du groupe, qui est de l'ordre du soutien. Même si après, je le constate souvent, les hommes ne vont pas plus loin... Souvent, je termine le groupe en disant de façon un peu virile : « Maintenant, allez boire une bière... » Peut-être faut-il préciser que je ne suis pas un psychologue qui promeut un alcoolisme démesuré mais plutôt qui souhaite commencer une poursuite des échanges, au devant et en dehors du groupe, en jouant sur les stéréotypes du masculin. Mais ils ne le font presque jamais. Si je proposais aux femmes d'aller boire un café ou un thé, je pense qu'elles le feraient. Malgré tout, les hommes ont encore du mal à vraiment se parler.

Je les vois dans les couloirs de la maternité quand ils se croisent, avec leur bébé dans les bras. Ils se croisent mais, souvent, ne se parlent pas. N'hésitez pas à échanger, à vous présenter vos bébés si vous vous croisez. Vous êtes beaux à porter vos bébés avec vos pas légers de cosmonautes !

Le délicat sujet de la question mentale

Autre thématique importante chez les hommes : la relation avec leur propre père, ou encore la santé mentale maternelle et paternelle. Je les invite à s'interroger sur ce qu'ils ont pu recevoir pendant leur enfance dans la relation avec leur père, comment celui-ci pourrait être un modèle sur lequel s'appuyer dans leur façon de devenir père mais aussi sur ce qu'ils souhaiteraient faire différemment avec leur enfant. Pendant les groupes, je leur rappelle qu'environ 20 femmes sur 100 feront une dépression postnatale, et 10 hommes sur 100. Ce qui n'est pas rien. Connaître cette réalité peut les inciter à être plus attentifs à leur conjointe, mais aussi à eux-mêmes. Je les sensibilise au fait que la dépression postnatale chez les hommes s'exprime très différemment que chez les femmes. Les hommes qui y sont sujets sont ainsi irritables, en colère, ils peuvent avoir tendance à prendre la fuite, que ce soit de manière concrète ou en s'évadant dans le travail, mais aussi à prendre des risques, à conduire vite, à s'alcooliser et, dans les cas les plus malheureux, à être violents. Autant de signes auxquels ils doivent être attentifs, et avoir le réflexe de se faire aider, de consulter. Mais là, une autre question se pose : qui consulter ? Il n'existe pas aujourd'hui de lieu spécifique ou même de professionnel spécifique pour accompagner la paternité.

Des discussions ouvertes

En pratique, il s'agit réellement d'un groupe de parole, pas d'un cours de préparation à la naissance qui suit un certain protocole. J'explique au départ que l'objet de cette séance n'est pas de transmettre des connaissances, qu'il n'y a pas de trame et de liste prédéfinie de sujets, mais que ce sont eux qui alimentent la discussion.

Concrètement, au début de la séance, les papas se présentent l'un après l'autre, et chacun évoque les questions ou les sujets qu'il aimerait aborder. De mon côté, je note les différents points. Parfois, ils n'ont pas de question et viennent simplement par curiosité, ce qui est OK aussi. D'autres sont envoyés avec autorité par leur conjointe, ce qu'ils énoncent timidement et avec humour. Une fois le tour de table terminé, ils s'interpellent souvent entre eux, et c'est ainsi que la conversation démarre.

J'anime ce groupe de parole avec un sage-femme homme. On pourrait se demander : pourquoi deux hommes ? Deux femmes pourraient bien sûr animer ce groupe, c'est certain. Mais je pense qu'il y aurait une autre ambiance. Je pense aussi que cela les aide de voir à ce moment-là de leur parcours de paternité des figures masculines dans le champ de la périnatalité. Cela permet aussi, certainement, d'avoir une meilleure compréhension des enjeux. Parce qu'à certains moments, nous ne parlons pas en tant que professionnels de santé mais en tant qu'hommes. Il y a une connivence qui se crée. Je suis papa et mon collègue sage-femme aussi. Et même si le but n'est pas de parler de nos paternités à nous, je pense que cela les aide. Car nous aussi avons été amenés à vivre ces sentiments d'exclusion que peuvent parfois ressentir les hommes.

La question d'accueillir les coparentes femmes dans le groupe « Paroles d'hommes » s'est posée aux Bluets. Nous y avons réfléchi et conclu que l'idée serait plutôt de créer des groupes séparés. Les enjeux, notamment psychiques, sont en réalité assez différents, même s'il y a des points communs bien sûr. Ainsi, les coparentes femmes vont devoir, comme les hommes, construire leur parentalité dans leur tête. Mais dans un couple de femmes, la question se pose de qui va porter le bébé, et pas dans un couple formé par un homme et une femme.

Chers futurs papas, j'espère que ces quelques explications vous inciteront vraiment à rejoindre ces groupes de parole, si votre maternité vous les propose. Ces lieux de rencontre, de libre expression de vos émotions et de vos besoins sont malheureusement encore trop rares de nos jours, mais c'est en montrant votre intérêt croissant que les choses pourront changer.

Ne pensez pas que la parole sur ce thème de la grossesse et de la parentalité est réservée aux femmes. Les hommes aussi vivent une série de bouleversements psychologiques, émotionnels, familiaux, et parfois même physiques. Préparer en amont tous ces sujets, se poser les bonnes questions, exprimer ses doutes et ses peurs est important. Ce n'est pas un effet de mode, mais une évolution profonde de notre société qui vise à permettre au père de trouver sa juste place.

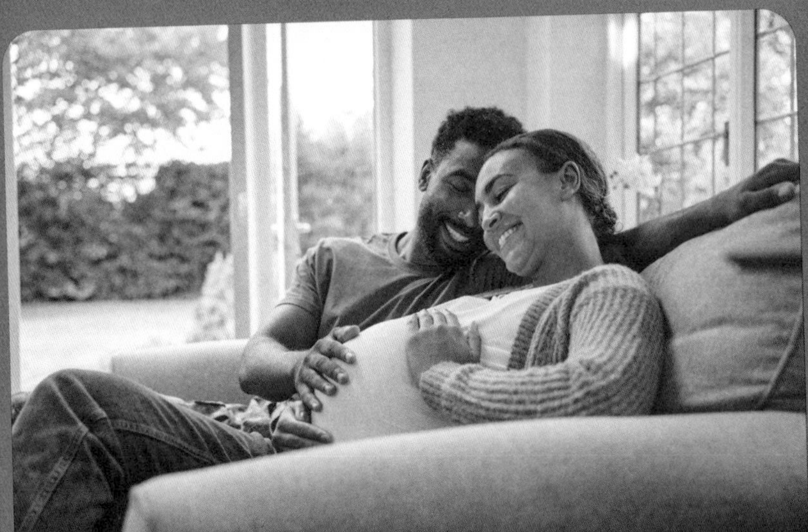

Où trouver un groupe de parole pour les futurs pères ?

Il existe en France une vingtaine de groupes de parole pour les pères rattachés à des maternités. Ce qui est évidemment très peu. Des professionnel·le·s et des associations en proposent également. N'hésitez pas à vous renseigner auprès de votre maternité, des professionnel·le·s de santé qui suivent la grossesse, ou encore sur Internet. Certains de ces groupes se déroulent en visio.

Voici quelques autres adresses utiles :

- Le réseau de santé Périnatal parisien recense les groupes disponibles à Paris. Informations sur : rspp.fr
- www.cercledepapas.org
- www.atelierdufuturpapa.com (ateliers pratiques)

Citons aussi le label « Maternité, amie des papas » créé en 2012 par la maternité des hôpitaux de Saint-Maurice (rebaptisés depuis Hôpitaux Paris Est-Val de Marne). Il « vient valoriser un projet de service visant à favoriser la présence du conjoint auprès de sa compagne, à toutes les étapes de la maternité, en créant un environnement favorable au couple et à l'épanouissement de la famille. »

Plus d'infos sur : www.hpevm.fr/maternite-amie-des-papas/2/245

Pour contacter Christian

E-mail : christian.arias@hotmail.fr

ELLE RACONTE...

« Mon conjoint est allé à ces groupes de parole parce qu'il avait des questions. Il voulait avoir des réponses et partager ses angoisses. Il voulait savoir ce qui se passait à la maternité côté papa, savoir comment se déroulerait l'accouchement et voir comment les autres papas vivaient la grossesse de leur compagne. Il a apprécié avoir des réponses, il s'est senti rassuré. Il en garde un bon souvenir, il dit que le fait d'y aller lui a permis de voir qu'il n'était pas le seul à s'inquiéter de l'arrivée d'un bébé et y a trouvé du soutien. »

Pauline

Conclusion

J'espère qu'à la fin de ce livre, vous serez d'accord avec moi pour dire que tous ces merveilleux·ses professionnel·le·s qui m'ont rejointe sur ce livre ont ces buts communs : l'accompagnement personnalisé global, la santé physique et mentale, l'écoute, la volonté de vous donner ou re-donner le pouvoir à vous toutes et tous d'écrire votre propre histoire de grossesse, d'en être les actrices et les acteurs, les créatrices et les créateurs originaux.

Cette aventure vous appartient.
Écrivez-la. Vivez-la. Ressentez-la.
Expérimentez les différents accompagnements mis en lumière dans ce livre.
Ce que j'adorerais vraiment, c'est avoir vos retours d'expériences.
Savoir si vous avez choisi un accompagnement, et lequel.
Savoir si vous avez découvert une manière différente de vivre votre grossesse.

Je vous souhaite à toutes et à tous de jolies grossesses remplies d'amour.

Prenez soin de vos fœtus, ils seront nouveau-nés, enfants, puis adultes.

L'histoire s'écrit très tôt.

Remerciements

Un immense merci à vous toutes et tous, les merveilleux et merveilleuses thérapeutes, de m'avoir épaulée dans cette démarche d'accompagner autrement, avec complémentarité, les femmes, les couples durant cette étape de vie encore si mystérieuse qu'est la grossesse.
J'en sais plus sur votre travail et je suis convaincue qu'à nous tous, nous allons aider à y voir plus clair sur cette riche variété d'accompagnements.
Merci pour cette passion, cette douceur que vous transmettez à travers vos mots, vos exercices à tester.
Plus que tout, merci de prendre soin de l'âme des bébés à travers ce ventre de maman.

Bien évidemment, merci à mes quatre enfants – Émilie, Laura, Anthony et Alex – de m'avoir fait vivre ces quatre merveilleuses grossesses.

Alix, tu m'accompagnes pour la sixième fois dans l'écriture de mes livres.
Tous ces livres n'auraient jamais vu le jour sans ta précieuse aide.
Alors, merci, et rendez-vous peut-être pour un septième livre ensemble.

Finalement, je ne peux pas terminer mes remerciements sans évoquer encore et toujours, et j'espère pour longtemps encore, les parents.

Et, de tout cœur, un immense merci à tous ces bébés que je croise.

Ouvrage publié sous la direction d'Aurélie Starckmann

Directrice éditoriale : Caroline Terral
Éditrice : Marie Hagège
Assistante d'édition : Orlane Patin
Relecture et correction : Françoise Mathay
Création graphique et mise en page : Johanna Fritz
Photograveur : IGS-CP, L'Isle D'Espagnac (16)
Crédits photographiques :
Photo de couverture : Alexandra Murcia
Photos p. 180, 189 et 191 : Alexandra Métaireau chez Anne Fanchini
Toutes les autres photos proviennent de Shutterstock

Éditions Albin Michel
22, rue Huyghens, 75014 Paris
www.albin-michel.fr

ISBN : 978-2-226-496065
N° d'édition : 26045/1
Dépôt légal : avril 2025
Achevé d'imprimer en avril 2025,
par Florjančič Tisk D.o.o, Slovénie.